中老年人
健康生活宜与忌

ZHONGLAONIANREN
JIANKANGSHENGHUO YIYUJI

主　编　雷正权

编　者　高　桃　李文瑶　王晶晶
　　　　张晶晶　黄伟智　郑佩峰
　　　　李伟伟　辛　婕　陶晓雯

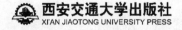

西安交通大学出版社
XI'AN JIAOTONG UNIVERSITY PRESS

图书在版编目(CIP)数据

中老年人健康生活宜与忌 / 雷正权主编 . —西安:西安交通
大学出版社,2016.5(2018.10 重印)
(问博士送健康系列丛书)
ISBN 978 - 7 - 5605 - 8592 - 5

Ⅰ.①中… Ⅱ.①雷… Ⅲ.①中年人—保健—基本知识
②老年人—保健—基本知识 Ⅳ.①R161

中国版本图书馆 CIP 数据核字(2016)第 129325 号

书　　　名	中老年人健康生活宜与忌
主　　　编	雷正权
责 任 编 辑	赵丹青
出 版 发 行	西安交通大学出版社
	(西安市兴庆南路 10 号　邮政编码 710049)
网　　　址	http://www.xjtupress.com
电　　　话	(029)82668357　82667874(发行中心)
	(029)82668315(总编办)
传　　　真	(029)82668280
印　　　刷	西安日报社印务中心
开　　　本	787mm×1092mm 1/32　印张 5.875　字数 103 千字
版 次 印 次	2016 年 6 月第 1 版　　2018 年 10 月第 8 次印刷
书　　　号	ISBN 978 - 7 - 5605 - 8592 - 5
定　　　价	15.00 元

读者购书、书店添货、如发现印装质量问题,请与本社发行中心
联系、调换。
订购热线:(029)82665248　(029)82665249
投稿热线:(029)82668803　(029)82668804
读者信箱:med_xjup@163.com

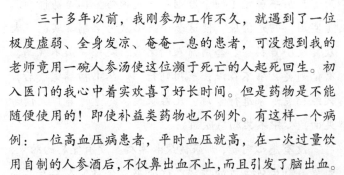

　　三十多年以前，我刚参加工作不久，就遇到了一位极度虚弱、全身发凉、奄奄一息的患者，可没想到我的老师竟用一碗人参汤使这位濒于死亡的人起死回生。初入医门的我心中着实欢喜了好长时间。但是药物是不能随便使用的！即使补益类药物也不例外。有这样一个病例：一位高血压病患者，平时血压就高，在一次过量饮用自制的人参酒后，不仅鼻出血不止，而且引发了脑出血。

　　药物可"治病"，也可"致病"。日常吃的食物也有同样的问题。如猪肝是一种很好的补益类食物，孕妇适量食用，有益健康，但如果过量食用，则有可能引起维生素 A 中毒，轻则影响妇婴健康，重则可致胎儿唇裂及器官缺陷。关于食物"治病""致病"的同类事例还有许多。可见，好的食物用在适宜的时候，对人的健康能起到意想不到的作用，而再好的东西用得不合时宜，也可能就是毒药！

　　随着时间的推移，我愈发感觉到编写一套适合不同人群与各种疾病宜忌小丛书的必要性。于是在工作之余，我留心观察，广泛收集资料，希望尽快把自己的所知与体会传播给热爱生活、急需恢复健康的人们。在此基础上，我对图书市场上相关的图书也做了系统调研，最终为这套丛书确定了四个准则：一是通俗，二是易懂，三是实用，四是价廉，使这套小丛书成为名副其实的"大众健康小百科"。套用前人的名言，就是"山不在高，有仙则灵，书不在深，有用则行"。丛书初稿完成后，又经相关专家进行审订，几经批删，终于可与广大读者见面，心中不禁颇感欣慰。

没有悉心呵护，哪来健康和幸福？没有宜忌的约束，哪里会有生命生机的重现？这套书综合特定人群及其家人对健康知识的基本需求，包括了常见疾病的饮食、起居、运动、娱乐、自疗、就医等各个方面的宜忌，以及不同人群在心理、日常生活方面的康复宜忌等，分别成册，自成一体。衷心期盼通过书中健康宜忌的讲述，能够引导广大读者遵循生命规律，提高生活质量，有疾者尽快恢复，无疾者健康快乐！

作　者

2016-4-30 于古城西安

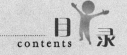

目录 contents

第三篇

中老年人营养素补充宜与忌

第四篇

中老年人生活起居宜与忌

第五篇

中老年人体育运动宜与忌

第六篇

中老年人心理调护宜与忌

第七篇

中老年人自我保健宜与忌

　　本书收集的食物民间验方、药物使用方法，不能代替医生诊治。

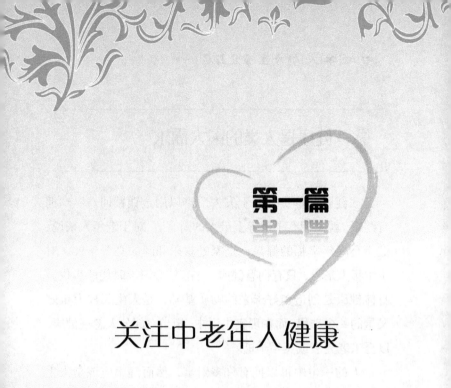

第一篇

关注中老年人健康

健康是人类的最大需求

　　"健康的珍贵，在于失去后难以用金钱赎回。" "拥有健康，就是拥有了世界上最大的财富。"对于老年人来说，健康是晚年幸福的源泉，是家庭欢乐和睦的必要条件。对于中年人来说，只有拥有健康，才有信心跟上时代的步伐。身体健康是创造美好未来的物质基础，是人生天秤上重之又重的一个砝码。而在现实生活中，相当一部分人忽视健康，以至未老先衰或英年早逝。

　　人的一生中可以拥有许多财富，然而健康应该是人生中最大的财富。失去了它，其他财富都失去了依存的基础。有了健康就有机会创造财富；没有健康，即使有了财富也没有能力享受。有了健康，即使一无所有，只要有信心、有理想、有目标就会在奋斗中得到想要得到的东西；即使得不到所追求的一切，那奋斗的历程也是充满快乐的，何况还会有能力与机会去重新开创和追求。从这个意义上讲，中老年人应该首先拥有一个健康的身体。

健康危机从中年人开始

中年是人生最辉煌的阶段，也是机体开始逐渐衰老的阶段，同时也是最易忽视健康的阶段。中年人由于其在社会和家庭中所处的地位，在外要忙于工作，执着于事业，在家庭中又要照顾老人和子女，往往忽略休息、锻炼与饮食保养，以致免疫等功能常常处于失衡状态，因而成为癌症、冠心病和脑血管病等疾病的高发人群。也就是说随着社会环境的变化，真正的健康危机已从中年人开始。中年早衰、英年早逝，早已成为社会关注的问题。

人到老年，虽然没有了社会和家庭压力，但机体已明显老化，从中年时期累积起来的许多机体隐患也开始暴露出来。老年人的骨密度明显降低，骨皮质变薄，骨韧性降低，易发生骨折；高血压病、心脑血管疾病、糖尿病、肿瘤等成为老年人的常见病；须发变白，脱发，肌肉松弛，皮肤干皱，色素沉着，老年斑等岁月的痕迹都已印刻在身上；由于消化功能减退，消化道疾病增多，老年人对脂肪的消化能力降低，合成功能减退，血脂上升，成为人口中高脂血症的多发人群。

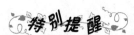

特别提醒

何谓中老年？人们常称 40 岁左右的人为中年。其实，中年是相当长的一个时期，过了青年，未入老年，皆属于中年。显然，居于青与老之间的是中年，是指 30~50 岁，历时 20 年。而 50~60 岁实际是中年与老年的过渡期。现代社会以 60 岁以上为老年（一些学者主张以 65 岁以上为老年）。一般又将老年期分为五个类型：① 55~60 岁为准老期；② 60~70 岁为初老期；③ 70~75 岁为中老期；④ 75~85 岁为长老期；⑤ 85 岁以上为高龄老人。

中老年人的健康标准是什么

人们都在追求健康，那么什么才算健康呢？世界卫生组织（WHO）对"健康"早有明确的定义：健康不仅是没有疾病，而且是躯体上、精神上的健康和良好的社会适应能力。具体表现为：有足够充沛的精力，能从容不迫地应付日常生活和工作的压力而不感到过分的紧张；处事乐观，态度积极，乐于承担责任，事无巨细，不挑剔；善于休息，睡眠良好；应变能力强，能适应环境的各种变化；能够抵抗一般性感冒和传染病；体重得当，身材匀称，站立时头、肩、臂位置协调；眼睛明亮，反应敏锐，眼睑不发炎；牙齿清洁，无空洞，无痛感，齿龈颜色正常，无出血现象；头发有光泽，无头屑；肌肉、皮肤富有弹性，走路感觉轻松。

你为什么会过早失去健康

求得健康的主要方法在于保健。疾病、早衰的根本原因在于不知、不会保健。现代医学认为，人的早衰，每个人固然有其内在的原因，但一般与以下四个方面的关系较为密切。

生活失于规律

规律而节制的生活，对于防止和抵御疾病的发生，获得健康具有十分重要的意义。饮食不节（过饥、过饱、偏食、饮食过冷过热、无规律）、饮酒过多、劳逸失常、房劳过度等可造成脏腑功能失调、精气受损，进而导致疾病，加速衰老。古今中外，皇亲国戚、达官显贵、富贾巨商，短命者多，其负面经验是，吃山珍海味、美酒佳肴；官欲贪欲，财欲色欲，无节无度；养尊处优，不劳动，少运动，这些皆是生活失于规律的具体体现。要想健康，就必须保持规律的生活。

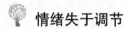 情绪失于调节

中医认为，精神活动是脏腑功能活动的主宰，只有当人的情志活动和顺时，脏腑功能才能平衡、协调，才能保持身体健康。若情志失调，七情太过或过失，就会引起人体气血不和，阴阳失调，脏腑功能发生紊乱，造成各种病变，导致早衰。情绪失于调节是影响现代人健康的主要原因之一。社会环境的变迁，生活环境污染，生活节奏的加快，人们经济收入差距的拉大，皆成为影响中老年人健康的主要因素，而想保持健康的身体，维持生存竞争的本钱，最好的办法就是调节并保持好自己的情绪，健康地生活。

禀赋有强有弱

禀赋有强有弱主要指遗传因素，而体质则是指人体在遗传性和获得性基础上表现出来的。

人的功能和形态具有相对稳定的特性。中医学很早就认识到人的寿命和禀赋强弱与体质好坏相关。但禀赋不是一个人长寿的决定因素。体弱的人可以通过科学的锻炼、合理的饮食、规律的生活，使体质由弱变强，即先天不足，后天补之。但如果一个人先天不足，又后天失养，生活失于节律，那体质很快就会处于虚弱状态，提早而逝。可以

说虽然先天禀赋与中老年人的健康有极为密切的关系，但只要对此有正确的认识，采用科学的方法加以干预，一定能获得健康。

🌳 药害意外加身

有些中老年人身体有失健康，不是从科学的角度保养，而是只依靠药物，最后反而早衰、早逝。历代皇帝无不以维"命"为至要，常以珍贵药材养医身体，但却少有长寿。根据史书记载，中国历代皇帝共209人，平均寿命39岁，其中活过50岁的仅24人，占11.5%。清朝有12个皇帝，平均寿命仅51.4岁。秦始皇欲求长生不老、永世称帝，曾派方士徐福带500名童男童女乘船赴东海蓬莱寻觅仙丹灵药，结果一去不返。最后他在尚未迈入天命之年，49岁时赴咸阳途中病逝。清同治帝吃得好，动得少，以鹿血壮阳，19岁早亡。这些事例说明，药害是影响健康的主因之一。现在，滥用误用药现象相当严重，耐药性问题十分突出，更显药害的严重性。

中老年人健康宜防"短板"

人体健康是由许多因素构成的，每个因素有每个因素的作用，彼此并不能代替。这便是"健康木桶论"产生的实践基础。木桶是由几块木板箍成的，它的盛水量是由这几块木板共同决定的。若其中的一块木板很短，则此木桶的盛水量便由此块"短板"决定（称为"短板效应"），其他的木板再长也没有用。这块"短板"成了木桶盛水量的制约因素，只有加长这块"短板"才能加大木桶的盛水量；只有几块木板等长，木桶才会有最好的盛水量。所以，要获得健康一定要防止"短板效应"。

健康获得要靠综合因素

"短板效应"告诉人们，健康要"善取其道"，要采取全面的综合措施。顾此失彼，甚至单打一或单打二，往往不能见效。最典型的例子就是美国慢跑运动的倡导者，被誉为"慢跑之父"的费克士，此人在美国可以说是家喻户晓，他宣传慢跑有好处的书曾售出数百万册。他的许多读者在慢跑的实践中尝到了甜头，身体由弱变强，一些疾病得到消除，性格改善了，人际关系也协调了。以至在全美掀起的慢跑热潮中，费克士认为慢跑即可获得健康，用不着再有其他健康措施。有朋友曾劝费克士检查一下身体，若有心脏病则要停止慢跑。但他没有听从建议，认为慢跑可治百病，即使有心脏病，也可在慢跑中痊愈。结果，他在一次慢跑中，因突发心脏病而死亡。人们从费克士这一"慢跑明星事件"中明白了健康不能单打一。单因素措施只能起一定的作用，不能起全面的决定作用。

懒汉是不可能得到健康的

懒汉是很难得到健康与长寿的。生活告诉我们，懒惰和闲散，无所事事，没有明确的生活目的，对事业缺乏信心，悲观颓废等都是健康的大敌。只有勤奋的人才会注意健康和努力去掌握一些有关生理和常见疾病的知识，能及早发现某些疾病发生的苗头，及时采取预防和治疗措施，从而起到事半功倍的效果。慢性病患者如果过分依赖药物而忽视运动、合理饮食、乐观情绪和规律的生活等因素，采用

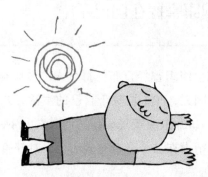

懒人懒处理事物的办法，势必影响健康的早日恢复。精神状态对健康的影响也是非常重要的，精神愉快，情绪乐观，往往易获得健康和战胜疾病；心情抑郁，悲观失望，忧愁恐惧，嫉妒仇恨，紧张焦虑等恶劣情绪有害于健康。也就是说为了获取健康，中老年人要勤于采用各种保健方法。

特别提醒

　　健康的获得，其影响因素是多方面的，除了优越的社会制度、丰富的物质生活、良好的环境、先进的医疗保健措施之外，还必须有愉快乐观的精神情绪，规律的生活起居，合理的饮食营养，充足的休息睡眠，戒除各种有损健康的不良嗜好。同时更不能缺少体力和脑力劳动的有机结合，重视适当的体育运动。

健康掌握在自己手中

　　世界卫生组织曾经宣布，每个人的健康与寿命，15%取决于遗传因素，60%取决于自己的生活方式，10%取决于社会因素，7%取决于气候，其他因素占8%。一个人年轻的时候，精力充沛，全身充满活力，对健康、长寿是怎么回事，懒得去理会，反正生命的尽头还远，是否健康似乎还没时间去考虑，等到真正有了病的时候，才觉晚矣。所谓"人生终点"，重病在身，怎么看也遥不可及，是年纪大的人才该想的吧。其实，依据一份国外的研究资料来看，一个人生命的期限并非不可估量，很可能从他（她）现在的个体特征及生存环境里显露天机。健康是每个人一生中各种因素作用一点一滴的积累；疾病也是各种不良因素一点一滴的积累，不良的生活习惯与方式，是各种疾病的主要成因。如果一个人有多种不良生活方式，心理也不健康，那么他可能离疾病与早逝已经不远了。也就是说真正的健康掌握在自己手中，要从一点一滴做起。

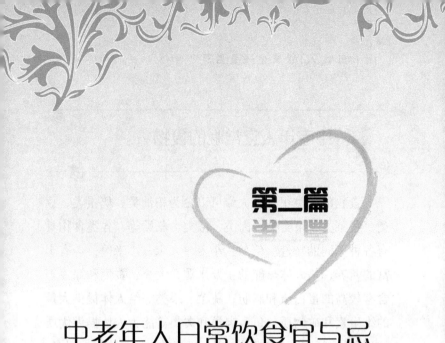

第二篇

中老年人日常饮食宜与忌

中老年人宜常吃的食物

食物的种类很多，大致可以分为粮油类、奶蛋类、豆类、蔬菜类、果实类、肉类、菌类、藻类等，各类食物具有各种不同的特性。例如：小麦、大米、小米等，含有丰富的营养，是人体热能的主要来源；大豆、蚕豆和绿豆等含有较高的蛋白质和脂肪；蔬菜、果类等给人体提供大量的维生素和矿物质；鱼、肉类和禽类等能为人体提供优质的蛋白质、脂肪等多种营养。中老年人常吃的食物虽然很多，但营养学家通过研究与分析，除日常主副食外，认为以下食物宜于中老年人经常食用。

宜常吃大蒜

大蒜中含有一种叫"硫化丙烯"的辣素，其杀菌能力可达到青霉素的 1/10，能起到预防流感、伤口感染，治疗感染性疾病和驱虫的功效。近年来由于人们的膳食结构不够合理，人体中硒的摄入减少，使得胰岛素合成下降。而大蒜中含硒较多，对人体中胰岛素的合成起到一定的作用，所以糖尿病患者多食大蒜有助于降低血糖。大蒜还具有明显的降血脂及预防冠心病和动脉硬化的作用，并可防止血栓的形成；大蒜能保护肝脏，诱导肝细胞脱毒酶的活性，可以阻断亚硝胺致癌物质的合成，从而预防癌症的发生。另外，常食大蒜还能延缓衰老。

宜常吃核桃

（1）核桃含营养素全面，尤其是脂肪含量丰富，主要成分为亚油酸甘油酯，混有少量的亚麻酸、油酸甘油酯。这些不饱和脂肪酸能提供营养，有助于提高血清白蛋白，同时能降低血清胆固醇，防止血管硬化、高血压病、冠心病的发生。常食核桃有助于补充脑的营养，起到健脑益智作用。

（2）核桃中的维生素、矿物质丰富，特别是维生素E及钙、磷、锌、锰、铬等矿物质含量丰富。核桃的蛋白质含量高，质量好，含有人体必需的全部氨基酸，这就决定了核桃具有滋补强身、防衰老、延年益寿的作用。

（3）中医认为核桃味甘性温，具有补肾固精、润肺定喘、润肠通便的功能，尤其适用于贫血、神经官能症、阳痿、遗精、动脉硬化症、高血压病、泌尿系结石、便秘、肾虚喘咳、腰痛、肾虚头晕、小便频数、胃癌、食道癌、胃酸过多、痔疮、白带、白发、头发枯焦不润的人食用。

宜常吃莲子

中医认为莲子能养心、安神、益智、益肾、固精、补脾、涩肠止泄、抗癌、降压，主要适用于夜寐多梦、遗精淋浊、久痢、虚泄、崩漏带下、心悸、失眠、噤口痢、血尿、神经官能症等。莲子善于补五脏不足，对于久病、产后或老年体虚者，更是常用的营养佳品。现代植物化学研究表明，莲子有降血压作用，它所含生物碱具有显著的强心作用，莲芯碱则有较强的抗钙及抗心律不齐的作用。莲子食疗主要适用于治疗心律失常和心肌缺血。高血压病患者常服莲子茶能平肝降压，强心安神。现代医学研究还发现，莲子有防癌抗癌的营养保健功能。所以营养学家极力推荐中老年人多食莲子。

宜常吃玉米

老年人常吃些新鲜玉米对健康很有益处。因为鲜玉米中含大量的维生素 E，有促进细胞分裂、延迟细胞变老、降低血清胆固醇、防止皮肤病变的功能，还能推迟人体老化，减轻动脉硬化和脑功能衰退的症状。玉米中也含胡萝卜素，在体内可转化为维生素 A，对防治老年常见的干眼症、气管炎、皮肤干燥及神经麻痹等也都有辅助疗效；新鲜玉米中富含赖氨酸，能控制脑肿瘤的生长，对治疗癌症有一定的作用。研究发现，多吃些鲜玉米可抑制抗癌药物对人体

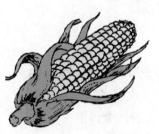

产生的副作用。鲜玉米中的纤维素既多又长，其含量为精米、精面的 6~8 倍，所以经常吃一些玉米粒，能使大便通畅，防治便秘和痔疮，还能减少胃肠

病的发生，同时对防治直肠癌、消除血液中的胆固醇也有益处。

宜常吃胡萝卜

胡萝卜对中老年人具有多方面的保健功能，被列为中老年人必吃的食物之一。胡萝卜因含胡萝卜素，民间常将其作为食疗入药。

（1）能提供丰富的维生素 A，具有促进机体正常生长与繁殖、维持上皮组织、防止呼吸道感染及保护视力、治疗夜盲症和眼干燥症等功能；可润泽皮肤，治疗皮肤干燥、牛皮癣，使头发润泽变黑，防治头屑过多、头皮发痒，故被称为"美容食品"。

（2）能增强人体免疫力，有抗癌作用，并可减轻癌症患者的化疗反应；对多种脏器有保护作用。女性进食胡萝卜可以降低卵巢癌的发病率。

（3）能降低胆固醇，有助于防止血管硬化；具有降血糖作用，对防治高血压病有一定效果。胡萝卜素可以清除致人体衰老的自由基。

概括之，胡萝卜对头发枯黄、贫血、冠心病、便秘、单纯性消化不良、痔疮、久痢、咳嗽、百日咳、急性肾炎、营养不良、食欲不振、感冒、各种癌症（肠癌、肺癌）等有较好的辅助治疗作用。

宜常吃鱼

鱼含有丰富的矿物质，不仅有钾、钠、钙、镁、磷和对人体极重要的铜、铁、硫等元素，而且含有丰富的碘，比畜禽多10~50倍，是人们摄取碘的主要来源。鱼体还含有较多的维生素，据实验证明，吃一餐普通鱼，就可得到每天所需的维生素 B_1 量的10%、维生素 B_2 的15%、烟酸量的50%。这些维生素和矿物质元素对于保障人机体中的新陈代谢具有重要意义。鱼肉中的蛋白，83%~90%可为人体吸收，而家禽肉制品仅75%可被人体吸收；鱼肉在烹调过程中仅损失20%的水分，而家禽肉要损失40%的水分，因此鱼肉最宜于中老年人食用。大海中的鱼，以及鲫鱼、梭鲈、狗鱼等鱼肉中含有人体所需的多种氨基酸，可预防高血压病，刺激调节血糖的胰岛素分泌。鱼油中所含对人体有害的胆固醇仅为畜禽的1/5乃至1/3，特别是海鱼鱼油含有大量生物活性物质，这类物质可有效地预防心血管疾病。

特别提醒

俗话说："鱼生火，肉生痰。"因而长期以来，许多人把吃鱼视为引发哮喘病的一个重要原因，所以忌讳吃鱼。但有关专家新近研究发现，经常吃些新鲜的鱼，不但对哮喘患者无害，而且有益于预防哮喘病的发作。这是因

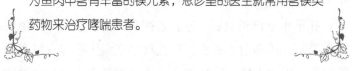

为鱼肉中含有丰富的镁元素，急诊室的医生就常用含镁类药物来治疗哮喘患者。

宜常喝蜂蜜

蜂蜜有补中、润燥、止痛、解毒的作用，常用来治疗脾胃虚弱、消化不良、肺燥干咳、肠燥便秘等病症。现代医学研究证明，蜂蜜中所含的葡萄糖、维生素以及磷、钙等物质，能够调节神经系统功能紊乱，从而起到增加食欲、促进睡眠的作用。因此，每天睡觉之前取蜂蜜10~20毫升，用温开水调服，不仅可以健脾和胃、补益气血，还有镇静、安神、除烦的作用。蜂蜜还具有造血、养颜美容等多种功能，尤其是晚上饮用蜂蜜水，美容养颜的作用较为明显。医学上还发现，蜂蜜中含有抗菌成分，同时又缺乏提供细菌生长的水分，因而可以缓解口腔溃疡，并加速伤口愈合。所以说中老年人要想身强体壮，晚上喝蜜水是绝招。但糖尿病患者忌服蜂蜜。

宜常吃生姜

民间传说苏东坡任杭州太守时，有一次游钱塘江净慈寺，拜见八十岁的主持，见他鹤发童颜，精神矍铄。苏东坡惊奇之余问他驻颜有何妙法，这位主持说："我每日用连皮嫩姜切片，温水泡服，已食了四十多年啦。"如此长年不断，便可高寿而鹤发童颜。

孔子也早已讲过："姜能通神明，去秽恶。"他每天喝生姜水，活到七十三岁。现代科学证实生姜确有抗衰老的作用，因为人体新陈代谢会产生各种氧自由基，这种物质会损害各组织器官的功能，加速身体衰老，甚至令人生癌。而生姜却在人体内抵消氧自由基的破坏，令人活得长久且生命力充沛。

宜喝红酒

如果非要喝酒，就喝红酒。因为红酒中葡萄皮的抗氧化物质多酚，能提升抗氧化作用，预防动脉硬化，从而降低心血管疾病发病的概率；而且各种酒类相较之下，红酒的普林（会使体内尿酸上升的物质）相当低。根据最近研究结果得知，红酒对于老年痴呆也能发挥功效，是高龄人群所不可欠缺的饮品。但酒类都含有热量，营养师建议每天饮酒量还是控制在60毫升以下。

宜常吃木耳

营养学家主张中老年人多食木耳。木耳为滋补性营养强壮食品，能养血驻颜，令人肌肤红润，容光焕发，并可防治缺铁性贫血；木耳对胆结石、肾结石等内源性异物也有比较显著的化解功能。更为重要的是木耳能减少血液的凝集，预防血栓等病的发生，有防止动脉粥样硬化的作用。木耳还含有抗肿瘤活性物质，能增强机体免疫力，经常食用可防癌抗癌。另外黑木耳还对月经过多、大便出血、崩中漏下、痔疮出血、高血压病、便秘等有防治效果。由此可见，营养学家将木耳推荐为中老年人宜常吃的食物之一是有充分的道理的。

宜常吃南瓜子

前列腺增生是许多中老年男性常见的疾病。早在 20 世纪初，西方医学家已用南瓜子治疗前列腺增生及其他泌尿系统疾病。现代研究发现，南瓜子富含脂肪酸及锌等物质，其合成物能使前列腺缩小，有助于维持前列腺健康。在欧洲，有些男士于年轻时已开始食用南瓜子作为保健食品，以预防前列腺增生。市面上也有南瓜子油或南瓜子油胶囊出售，食用方便。每天坚持吃一把南瓜子能辅助治疗前列腺增生，使其第二期症状恢复到第一期，并可明显改善三期病情。

中老年人忌过量摄取的食物

对于中老年人来说，随着年龄的增长，胃肠消化功能下降，疾病增加，食物的选择就至关重要。科学研究发现，人的疾病 70% 来自食物，所患的癌症 50% 来自食物。因为人们每天都在吃，一生都在吃。吃得科学，吃得文明，吃得健康，有益于健康长寿；吃得不文明，吃得不健康，吃得不科学，必然会百病缠身，影响健康。从这个意义上说，什么样的食物结构，决定什么样的身体素质。那么，中老年人怎样才能做到营养合理，膳食平衡？一是要注意食物的科学选择，二是要注意食物的食用禁忌。

忌过量喝鸡汤

鸡汤营养丰富，汤浓味鲜，是老人、患者、产妇喜爱的滋补品，也是宴席上的佳肴。然而这种难得的佳品并非人人皆宜。对一些中老年人，尤其是体弱多病者或处于疾病恢复期的患者，就不适宜多喝鸡汤。中老年高胆固醇血症者、高血压病患者、肾功能较差者、胃酸过多者、胆道疾病患者，盲目喝鸡汤只会进一步加重病情。许多人习惯用老鸡炖汤喝，甚至认为鸡汤的营养比鸡肉好。其实，鸡肉所含的营养比鸡汤要多4倍，而鸡汤的胆固醇含量要比其他食物高许多。

特别提醒

科学研究表明，鸡汤能缓解感冒症状如鼻塞和喉咙疼痛等，能提高人体的免疫功能，这是由于鸡汤能够抑制人体内的炎症以及黏液的过量产生。所以，在患感冒和流感时，可以炖点鸡汤喝。

忌晚上喝盐水

古人早有这方面的告诫："晚喝盐水如砒霜"。虽然说盐水"能去烦热，明目镇心，清胃中食饮热结"，但如果晚上饮盐水而致吸收食盐过多，就会使血细胞内钠盐积累过多，水分潴留多，增加心脏负担，损害人体健康。如果高血压病患者睡觉前饮用盐水，则可使症状加重；若为心脏病患者则有可能诱发心绞痛、心力衰竭。所以说"晚喝盐水如砒霜"是有一定道理的，尤其是对老年人更是如此。

 忌过多吃豆腐

豆腐虽然好吃，富有营养，但也有禁忌。因为在正常情况下，人吃进体内的植物蛋白质经过代谢变化，最后大部分成为含氮废物，由肾脏排出体外。而人到老年，尤其是有肾脏疾患的老年人，肾脏排泄废物的能力下降，若长期大量食用豆腐，摄入过多的植物性蛋白质，势必会使体内生成的含氮废物增多，加重肾脏的负担，使肾功能受损而衰退，不利于身体健康。另外由于豆腐性味偏寒，而老年人大多肠胃虚寒，因此，老年人食豆腐不宜过量。对于患有腹泻、腹胀之脾虚者，或常有遗精之肾亏者更不宜过多食用。

忌过量吃虾皮

小海虾经晾晒制成干品，称为虾皮。虾皮营养丰富，素有"钙的仓库"之称，是物美价廉的补钙佳品，还具有开胃、化痰等功效。因此有的中老年人把虾皮当补品经常食用。但营养学家提醒，虾皮不宜过量食用，因为虾皮也是含胆固醇高的食物，每 100 克虾皮内含胆固醇 738 毫克，含量为猪、牛、羊肉的 10 倍左右。换句话说，每 10 克虾皮所含胆固醇相当于 100 克猪、牛、羊肉。虾皮含胆固醇较鸡、鸭肉和鱼类也高数十倍或十几倍。由此可见，中老年人吃虾皮补钙，每日不宜过多，对高胆固醇血症者，更要限量食用。

🌳 忌过多吃粉丝

不少中老年人喜食粉丝，有的一次能吃上一大碗，甚至以粉丝为主食，这极易造成中老年人疾病的发生。因为粉丝在加工制作中，其粉浆中加入了 0.5% 左右的明矾。加入的明矾与粉浆凝聚在一起很少分开，而随着粉丝的成形和干燥，明矾的含量会有增无减。众所周知，明矾中含有较多的铝盐，因此粉丝是含铝食物，大量食粉丝，也就大量摄入了铝。

铝对人体的毒害是多方面的。世界卫生组织早在 1989 年就正式将铝定为食品污染物并要求严加控制。根据科学测试，每人每日允许摄入的铝量为每千克体重 1 毫克。又据测定，我们日常使用铝制餐具可以摄入约 4 毫克的铝，经常食用含铝食物则可摄入 10 毫克以上的铝。可以算出，一个人每天可食用粉丝的上限量是很小的。而将粉丝作为主食，经常食用，无疑是等于"慢性自杀"。对老年人而言，铝更是引起老年痴呆的病因。所以说限量食用粉丝，对于老年人的健康有很大的益处。

🌳 忌过多吃方便面

方便面以其食用方便而深受人们的喜爱，无论是乘车旅行，还是简便午餐，它处处给人以方便。但有的人却经常食用，甚至达到了迷信方便面的程度，这就不恰当了。方便面作为普及的大众食品，在营养方面有其局限性，长期食用会发生营养不足。相关调查分析表明，长期吃方便面者有 60% 的人营养不良，54% 的人患缺铁性贫血，20% 的人缺乏维生素 B_2，23% 的人缺乏维生素 A，20% 的人缺锌。尤其是消化功能不良的老年人，更要少吃方便面。

特别提醒

如果因特殊情况须较长时间食用方便面者，应注意补充优质蛋白质，如瘦肉、鲜蛋、水产品、动物内脏等富含蛋白质、维生素和微量元素的食物。另外，还要注意食用新鲜蔬菜和水果，以补充足够的维生素和植物纤维素。饮食中，特别应注意营养搭配，不要只吃方便面，要纠正偏嗜的习惯，从而既能享受方便面的"方便"，又能得到丰富的营养。

中老年人宜喝的滋补粥

历代医家创造了不少宝贵的养生粥食疗方剂，其中有的养生粥既能滋补强身，又能防治疾病，因而受到广大群众的普遍欢迎。随着医学的发展，现在的养生粥可以说是种类繁多，效能各异，其中既有单味养生粥，也有复方养生粥；既有植物类养生粥，也有肉类养生粥。一般来讲，适合于大多数中老年人选用的常用养生滋补粥有以下处方可供选用。

【配料】干山药片 30 克，糯米 50 克。

【制法】山药、糯米加适量砂糖同煮粥。

【用法】春季早晚餐食用，温热食。

【功效】补脾胃，滋肺，补肾固精。适用于脾虚腹泻，肾虚遗精，慢性久病，虚劳咳嗽，气血不足，纳食不香，口干喜饮，大便秘结者。

【配料】大枣 10 枚,粳米 100 克,冰糖汁适量。

【制法】将粳米、大枣淘洗干净,放入锅内,加水适量,先用武火烧开,后移文火上煎熬至烂成粥,再加入冰糖汁,搅拌均匀,盛碗内。

【用法】早晚餐食用。

【功效】健脾益气。适用于脾胃虚弱、贫血、胃虚食少等症。

【配料】白木耳(或黑木耳)30 克,粳米 100 克,大枣 5 枚。

【制法】先将白木耳(或黑木耳)浸泡半天,大枣煮沸后加木耳和适量冰糖同煮。

【用法】早晚餐食用。

【功效】润肺生津,滋阴养胃,益气止血和健脑强心。

【配料】栗子10克（去壳用肉），桂圆肉15克，粳米100克，白糖少许。

【制法】先将栗子肉切小块，与粳米同煮成粥，粥稠时加入桂圆肉。

【用法】早晚餐食用。

【功效】补益肾气，强壮腰膝，养心补血，益智安神。对因心肾精血不足而引起的心悸、失眠、腰膝酸软等症，是颇为合适的补养佳品。

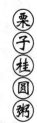

【配料】粳米100克，荠菜100克。

【制法】先将粳米倒入锅内，加水煮沸，再加上荠菜同煮作粥。

【用法】早、晚随量食用。

【功效】荠菜富含蛋白质和十多种氨基酸，还含葡萄糖、蔗糖、乳糖等，营养丰富，味道甘美，有防治麻疹等春季常见病的作用。近年来研究资料表明，食用荠菜等野菜，还有助于身体长高。

【配料】枸杞 50 克，粳米 100 克。

【制法】取枸杞、粳米同煮成粥。

【用法】早、晚随量食用。

【功效】枸杞子性味甘平，为肝肾经要药，是一种滋补肝肾的药食两用之品。春季选食枸杞粥，可以补肝肾不足，治虚劳阳痿，咳嗽久不能愈者（无外感者）。

枸杞粥

胡萝卜粥

【配料】胡萝卜 300 克，粳米 100 克。

【制法】胡萝卜洗净切碎，加粳米和水煮粥。

【用法】早、晚餐服食。

【功效】胡萝卜含有丰富的胡萝卜素，人体摄入后，可转变成维生素A，能保护眼睛和皮肤的健康。患有皮肤粗糙和夜盲症、眼干燥症的人，食之很有裨益。特别是春季多风，天气温暖干涩，头屑增多，以胡萝卜煮粥食用，有一定的防治作用。

【禁忌】平素脾虚泄泻者慎用本品。

【配料】瘦猪肉50克，松花蛋1个，粳米100克，精盐、味精、鲜汤各适量。

【制法】将瘦猪肉洗净，放入锅中，用旺火煮沸，再转用小火煮20分钟，撇去浮沫，捞出猪肉切成小丁。松花蛋去壳切成末。粳米淘洗干净，放入锅中，加入鲜汤和水适量，用旺火烧开后转用小火熬煮，粥稠后加入精盐、味精、猪肉丁和松花蛋末，稍煮即成。

【用法】早、晚随量食用。

【功效】除烦清热，滋阴清热，益血添精。

皮蛋瘦肉粥

羊肉粥

【配料】新鲜精羊肉100克，粳米100克。

【制法】新鲜精羊肉洗净，切成肉块，同粳米适量煮粥。

【用法】早、晚随量食用。

【功效】益气血、补虚损。羊肉历来被当作冬季进补的重要食品之一。寒冬常吃羊肉可益气补虚，促进血液循环，增强御寒能力。羊肉还可增加消化酶，保护胃壁，帮助消化。

【配料】牛肉 100 克，粳米 100 克。

【制法】取牛肉切薄片与粳米煮粥食。

【用法】早晚服食。

【功效】养胃益脾，补气生血。牛肉含蛋白质极丰富，含人体所需之各种氨基酸，对机体补益作用较强。牛肉粥对于气血不足之体弱畏寒、筋骨酸软或气虚自汗、盗汗等症治疗效果均好。

【配料】核桃肉 50 克，粳米 100 克。

【制法】取核桃肉捣碎与粳米煮粥。

【用法】早晚服食。

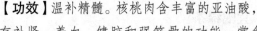

【功效】温补精髓。核桃肉含丰富的亚油酸，有补肾、养血、健脑和强筋骨的功能。常食核桃粥可增加机体热量，加强御寒能力。

中老年人饮茶宜与忌

人们对茶叶进行分析发现，茶叶所含化学成分近400种，其中主要有茶多酚类（茶单宁）、脂肪、糖类、蛋白质、多种氨基酸、多种维生素以及多种微量元素等。维生素 E 是当今世界公认抗衰老的佳品。据有关资料报道，茶内茶多酚对抗衰老的作用是维生素 E 的18倍，因为它可清除自由基对细胞的危害，加强抑制细胞的突变及癌变，增强细胞介质的免疫功能。而且茶内所含的多种维生素及微量元素，有防治老年常见心血管病及癌症的双重功效，说明茶确实是长寿健康之品。

宜喝绿茶

我国有着悠久的产茶历史，并逐渐形成辽阔的产茶区域，拥有众多的茶树品种和丰富的采制经验。由于茶叶的产地不同、制法不同，所以茶叶的性味和功效就有了一定的区别。一般习惯上依据加工制造方法的不同和品质上的差异，将茶叶分为绿茶、红茶、青茶（乌龙茶）、黑茶、黄茶和白茶六大类。绿茶可说已经成为中老年人的首选茶。绿茶的代表茶为龙井，龙井属于不发酵茶，所以茶叶内的天然物质，如茶多酚、咖啡碱及大部分维生素都能得以保存。不过，绿茶比较寒凉，脾胃虚寒的中老年人不宜多喝。

忌用浓茶解酒

经科学家经过研究表明，人喝酒后 80% 的酒精由肝脏将其逐渐分解成水和二氧化碳并排出体外，从而起到解酒作用。这种分解作用一般需 2~4 个小时，如果酒后立即饮茶，会使酒中的乙醛通过肾脏迅速排出体外，而使肾脏受到损伤，降低肾脏功能。同时，过多饮茶，摄入水量过多，也会增加心脏和肾脏的负担，对于患有高血压病，或心脏功能欠佳的人，会引起相反的效果。况且酒中的酒精成分对心血管的刺激性本来就很大，而浓茶同样具有兴奋心脏的作用，两者双管齐下，更增加了对心脏的刺激，这对于心脏功能欠佳的人来说，其后果是可想而知的。

不宜饮生茶

所谓生茶是指杀青后不经揉捻而直接烘干的烘青绿茶。这种茶的外形自然绿翠，内含成分与鲜叶所含的化合物基本相同，低沸点的醛醇化合物转化与挥发不多，香味带严重的生青气。老年人饮了这种生茶，对胃黏膜的刺激性很强，饮后

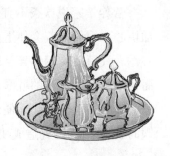

易产生胃痛；青年人饮后也会觉得胃部不适，即通常所说的刮胃。误购了这种生茶，最好不要直接泡饮，可放在无油腻的铁锅中，用文火慢慢地炒，烤去生青气，待产生轻度栗香后即可饮用。

特别提醒

茶叶有清热解毒、止渴利尿、提神醒脑、清心明目、消食等功效，然而也不可饮用过量。饮用过量浓茶，可引起兴奋不安、失眠、心动过速、心律不齐等症状。故患有失眠、紧张性偏头痛、癫痫、更年期综合征、神经官能症者，最好不要饮茶，尤其是浓茶。患有心脑血管症者，饮茶宜清淡，糖尿病患者更要慎之又慎。缺铁性贫血患者，应禁止饮茶。

🌳 禁忌喝浓茶

营养学家说饮茶不宜过浓，因为茶能增强心室收缩，加快心率，而浓茶会使上述作用加剧，血压升高，可引起心悸、气短及胸闷等异常现象，严重者可造成危险后果。而且浓茶中含大量的鞣酸，会影响人体对蛋白质等营养成分的吸收，也会引起大便干燥。长期饮用过浓的茶会导致铁的吸收不良，最终造成缺铁性贫血。所以有饮茶习惯的人，要喝浓淡适宜的茶水，不要过于贪浓，女性尤其要少饮浓茶。

饮茶忌过多

过多地饮茶，摄入水量太多，会加重心脏和肾脏的负担；饭前、饭后大量饮茶会冲淡胃液，影响消化功能。老年人多便秘，茶叶泡煮太久，因其析出鞣酸过多，不但影响食欲，而且会加重便秘。所以，我们饮茶，应以清淡为宜，适量为佳，遵循即泡即饮的原则。

忌喝过于新鲜的茶

所谓新茶是指采摘下来不足一个月的茶叶，这些茶叶由于没有经过一段时间的放置，有些对身体有不良影响的物质，如多酚类物质、醇类物质、醛类物质，还没有被完全氧化，如果长时间喝新茶，有可能出现腹泻、腹胀等不舒服的反应。太新鲜的茶叶对患者来说更不好，像一些患有胃酸缺乏的人，或者有慢性胃溃疡的老年患者，他们更不适合喝新茶。新茶会刺激胃肠黏膜，产生肠胃不适，甚至会加重病情。所以说过于新鲜的茶不是最好的茶。

泡茶忌用滚开水

人人都会喝茶，但冲泡未必得法。冲泡技术不同，泡出的茶汤当然就会有不同的效果。泡茶忌用滚开水，用滚开水泡茶会把茶叶中的鞣酸很快都泡出来，同时把维生素C等有益物质破坏掉。而且泡出的味不香、苦涩，还有碍消化。正确的方法是，把开水灌入暖瓶放几个小时后，再用来泡茶，随泡随饮。

睡前忌饮茶

几乎每个人睡觉时都会有某一种习惯，比如看会儿书，或者做些运动，或者少吃点食品再进入梦乡。但是，有些习惯很可能对睡眠造成影响，譬如睡前喝茶。因为浓茶中含大量咖啡碱、茶碱，对心脏有兴奋作用，能引起心跳加快，甚至早搏、失眠。因此，主张睡前最好不要喝茶，以免影响睡眠。

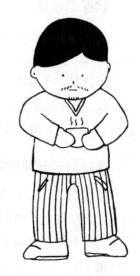

沏茶忌用保温杯

保温杯可以较长时间保持水的温度，很受欢迎，但用保温杯沏茶却不宜。因为茶叶中含有大量鞣酸、茶碱、芳香油和多种维生素，如果用保温杯沏茶，必然使茶叶长时间浸泡在高温、恒温的水中，就如同用文火煮茶叶一般。这样，茶叶中的大量维生素就会被破坏，芳香油大量挥发，鞣酸、茶碱被大量浸出，大大降低了茶的营养价值，还会使茶水无香气，甚至苦涩。所以，用保温杯沏茶不妥。

特别提醒

　　泡茶时水温要讲究科学，用沸水泡茶会破坏很多营养物质，如维生素 C 在水温超过 80℃时就会被破坏，还会溶出过多的鞣酸和芳香物质，使茶水带有苦涩味，大大降低茶的滋养保健效果。因此，泡茶的水温一般应掌握在 70~80℃，以茶叶刚能泡开为宜。这样的茶味道清鲜，营养价值高。茶叶更不要煮着喝。

中老年人宜喝的药酒

　　药酒是将药物浸泡于酒中，使药中的有效成分溶于酒中，目的是利用酒的辛温行散之性，以活络通经。且酒本身也是一种药物，有畅通血脉、散瘀活血、祛风散寒、消冷积、医胃寒、健脾胃、提精神和引药上行、助药力等功效，所以，酒和药合理地加在一起，可以增强药效，服用也很方便。下列药酒方可供中老年人选用。

人参酒

【配料】生晒参 50 克，60° 白酒 500 毫升。

【制法】将人参洗净，干燥，锉成粗末，装入细口瓶内，加入白酒，密封瓶口，每日振摇 1 次。半月后可以饮用。

【用法】每日晚餐时饮 10~20 毫升。全部饮完后人参可再加酒浸泡 1 次。

【功效】大补元气，通治诸虚。主治老年或病后体虚，阳萎不举，身倦乏力，食少便溏。

【配方】鹿茸 3~6 克，山药 30~60 克，白酒 500 克。

鹿茸酒

【制法】将鹿茸、山药浸泡在酒中，封固在瓶中 7 天，即可开封饮用。

【用法】每次饮 1 小盅，每日临睡前饮用。

【功效】补益肾阳，固摄膀胱。主治早泄，性欲减退，腰酸腰痛，膝软，倦怠萎靡，小腹冷痛，夜尿频多，小便清长。

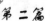

枸杞酒

【配方】枸杞子60克，白酒500克。

【制法】将枸杞子洗净，泡入白酒内固封7天即成。

【用法】每次1小杯，每日2次。

【功效】补虚益精。主治肾阳虚、勃起功能障碍不举、腰膝酸软等症。

【配方】蚂蚁（干品）20克，白酒500毫升。

【制法】将夏季晒干的蚂蚁浸入白酒中，1个月后滤去蚂蚁饮用。

【用法】立冬后每天饮用20毫升。

【功效】补肾益气，壮力泽容，抗衰老。适用于肾气不固，性冷淡，阳痿，早泄，病后脱发，再生障碍性贫血。

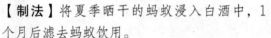

蚂蚁酒

杞枣酒

【配料】枸杞子45克，酸枣仁30克，五味子25克，香橼20克，何首乌18克，大枣15克。

【制法】上方药物，加白酒1000毫升，共浸酒1周后滤出备用。

【用法】每晚睡前服20~30毫升。

【功效】补肾滋阴，安神清心。主治失眠伴腰膝酸软、五心烦热者，对肝肾阴虚、入睡迟者效佳。

【配料】枸杞子、茯神、生地、熟地、山茱萸、牛膝、远志、五加皮、石菖蒲、地骨皮各18克。

【制法】上药研碎，装入细纱布袋内，放入酒坛，加米酒2升，密封，浸泡15天即成。

【用法】每日晨起服10~20毫升，不可过饮。

【功效】补肝肾，益精血，强筋骨，安神。主治腰膝无力，心悸健忘，须发早白，夜寐不安。

特别提醒

尽管药酒有种种作用和优点，却并非任何人都可服用。患有肝炎、肝硬化、食道炎、胃炎、复合性胃和十二指肠溃疡、胰腺炎的中老年人，不宜服用。其他中老年人服用药酒时，也应注意对症选用，按说明书饮用，切忌超量，更不能拿药酒当一般酒饮。因为药酒不但含有酒，还含有具有活性的药物成分，过量饮用会引起不良后果。所以，中老年人服药酒应在医生指导下进行。

中老年人饮食方式宜与忌

人过中年后，自至老年，消化功能逐步减弱，因此中老年人在饮食上应有不同于青年人的科学的饮食方法，有不同于其他年龄段的一些特点。现将这些饮食特点用宜忌的方式归纳出来，以供参考。

饮食宜荤素搭配

医学研究证明，许多老年病与嗜食荤腻有关。老年人一般好静少动，热能消耗较少，过多摄取荤食或经常饮食过量，既加重胃肠负担，又易肥胖，诱发多种疾病。老年人长期过食荤腻食品，容易罹患高血压、动脉粥样硬化、冠心病、高脂血症、糖尿病等病症。因此，老年人在膳食上应忌大荤，宜多吃各种蔬菜与水果。以素为主，少佐荤，注意荤素搭配，以满足人体对多种营养的需要。

选择食物宜新鲜

中老年人的食物应购新鲜的且以随购随食为好。因为新鲜食物所含的营养素多，而且味道鲜美，既能诱发食欲，又易于消化吸收。尤其在夏季，最好不要吃隔夜食物，以免肠胃受累，引发某些疾病。老年人由于机体免疫力减退，肝脏的解毒功能降低，在饮食中应忌食一切腐败变质的食物及半死的甲鱼、螃蟹。由于许多中老年人是从经济困难时期过来的，他们养成了勤俭节约的良好习惯，由此常将隔夜饭菜热了再吃，殊不知，这样做，常是得不偿失。应按食量烹调食物，当天吃完为好。

宜少食多餐

吃得过饱是中老年人饮食之大忌。因为人到中年以后，尤其是到了老年时期，胃肠道消化功能降低，如果饮食过量，极易造成胃肠负担过重，出现嗳气、腹胀、腹泻等症状。古人也说过："食欲数而少，不欲顿而多。"因此，中老年人应根据自己的体质、活动量的大小、热能消耗的多少等具体情况，实行少而精、少吃多餐的原则。

饮食宜软忌硬

老年人由于肾气虚弱，牙齿松动无力，胃肠蠕动减缓，消化液分泌减少，因此在饮食上以松软为好，不吃油炸火烤类和坚硬的食品，在食物烹调上，以蒸、煮、炖、烩为主，以利于消化吸收。需要指出的是虽然老年人饮食宜软忌硬，但还要注意食物的干稀搭配，干稀搭配不仅有利于扩大粗粮调配范围，还有利于消化吸收。例如馒头、花卷等，可和玉米面粥、玉米小糁子粥、绿豆大米粥、红豆小米粥搭配；标准粉馒头、玉米面发糕，可和肉丝汤面、大米粥搭配等。注意干稀搭配，既可保证营养全面，又可维护胃肠道消化功能。

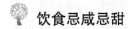

饮食忌咸忌甜

老年人因舌上味蕾萎缩，味觉差，因而大多口重。而饮食过咸会使钠离子在人体内过剩，给心脏、肾脏增加负担，引起血管收缩，致使血压升高，造成脑血流不良。所以老年人应严格控制盐量，每人每天以3克左右为宜。同时，还应忌食过甜、过辣的食物，防止身体发胖或胃肠受刺激。如果是患有高血压病、心肾疾病的老年人，口味更宜清淡。中老年人如果不注意饮食上的调节，吃盐过多，日积月累，就会出现一些心血管系统的疾病。

饮食宜温忌寒

中医认为人过中年以后，人体阳气逐渐衰退。而老年人多属虚寒之体。中老年人每到冬季普遍感觉怕冷和四肢不温就是例证，而温食可暖胃养身。中老年人平日应少吃冷食，更忌生食，即使在盛夏伏暑，过食冷饮也会对老年人的身体健康产生危害。当然，中老年人也不能太喜食过热、过烫的食物，这会对食管、胃形成一种机械性刺激，有诱发食管癌和胃癌的危险。唐代医学家孙思邈对寒温适度提出测量的方法是："热无灼唇，冷无冰齿。"

饮食宜杂忌单

饮食宜杂忌单是中老年人养生长寿的方法之一。蛋白质、脂肪、糖、维生素、矿物质和水是人体所必需的六大营养素，这些营养素广泛存在于各种食物中。为平衡营养，各种食物都要吃一点。各种水果含有丰富的水溶性维生素和微量元素，对于维持体液的酸碱度平衡有很大的作用，新鲜蔬菜不仅含有丰富的维生素 C 和矿物质，还有较多的纤维素，对保护心血管和防癌、防便秘有重要作用。老年人每天的蔬菜摄入量应不少于 250 克。老年人体内需要较多的蛋白质来补偿组织蛋白的消耗，所以要吃些鸡肉、鱼肉、瘦猪肉以及豆类制品等。

特别提醒

粗细粮搭配是提高营养的一种好方法。我国民间早就有粗细粮搭配的吃法，如二面发糕（标准面粉、玉米面）、杂合面窝头（标准面粉、玉米面、豆面、小米面）、绿豆干饭、红小豆大米粥等。粗细粮搭配、粮豆混食的典型例子就是"腊八粥"。

宜细嚼慢咽

有些中老年人有不好的饮食习惯，习惯于吃快食。由于食物没有充分地磨碎，久而久之对人体的消化功能产生影响，于健康不利。而吃得慢些容易产生饱腹感，可以防止进食过多，所以细嚼慢咽是中老年健康的必要保证。现代医学也研究证实，细嚼慢咽不仅能帮助中老年人的消化，而且人们咀嚼食物产生的唾液具有很强的消毒能力，它能使食物中致癌物质的毒性失灵。食物进入口内，一般要细嚼30秒以上，方可达到最佳效果。在咀嚼时，不要单侧咀嚼，单侧咀嚼天长日久会造成下颌骨单侧肥大，对侧的牙床也会萎缩。因此，还要养成双侧咀嚼的习惯。

宜定时就餐

"不时，不食"，这是健康饮食经验的总结，即不到该吃饭的时候，就不吃东西。一日三餐，食之有时，脾胃适应了这种进食规律，到时候便会做好消化食物的准备。好吃零食的人，到了该吃饭的时候，常会没有饥饿感，勉强塞进些食品，也不觉有何滋味，而且难以消化。现代医学也提倡，人们每餐进食应有较为固定的时间，这样才可以保证消化、吸收正常地进行，脾胃活动时能够协调配合，有张有弛。

进食宜乐

中老年人进食宜保持乐观情绪，怒后勿食，食后勿怒。良好的精神状态于保健有大益。力戒烦恼忧愁，避免情绪过极。进食过程中，不谈令人不愉快的事情，多想令人高兴、愉快的事。《寿世保元》谓："脾好音声，闻声即动而磨合。"故在进食中，听一些轻快的音乐，也有助于消化吸收。

食境宜洁、宜静，有助于激发食欲。嘈杂、脏乱不堪的环境，势必影响人的情绪，于健康不利。

 ## 忌不吃早餐

不吃早饭，实际上是实行了少餐制，即两餐制。因为上午饿得透，中午就吃得多，使多余的热量转变成脂肪沉积起来。如果晚餐又很丰盛，油水较大，由于晚上人体血液中胰岛素含量升至高峰，就将多余的能量贮存起来，使人日益发胖。

研究表明，不吃早餐的人，血中胆固醇比吃早餐的人要高 33% 左右；吃早餐的人比不吃早餐的人心脏病发作的可能性要小。临床也证实，早上起床后 2 小时内，心脏病发作的机会比其他时间高 1 倍左右，这种情况可能与较长时间没有进餐有关。胆结石的发生也与不吃早餐关系密切。因为空腹过久，胆汁成分发生变化，胆酸含量减少，胆固醇的含量相对增高，这就形成了高胆固醇胆汁。如果不进早餐，久而久之，胆汁中的胆固醇达到饱和，在胆囊里成为结晶沉积下来，就可发生胆结石。

忌晨起后立即进食

中老年人早晨刚起床，胃还处于半休眠状态，至少需要半小时才能"苏醒"。同时，早上唾液的分泌很少，胃液分泌也不充分。在这种情况下，中老年人如果立即进食，或再吃一些难以消化的脂肪，就易导致消化不良。因此，晨起后最好先喝一杯水，休息半小时后再进食。

忌食熏烤食物

熏烤类食物有致癌作用，主要是由于燃料在不完全燃烧时，产生大量的多环芳烃污染食物所致。医学家们也早就有这样的发现，居住在冰岛的居民，他们一年到头吃大量的熏烤食物，如熏鱼等，死于胃癌者占癌症死亡总数的50%以上。但冰岛地区的海员则不然，他们在海外港口可经常吃到较多的新鲜食物，癌症发病率就相对减少。波罗的海沿岸从事渔业生产的居民，经常大量吃熏鱼，癌症的死亡率达318人/10万人；而该地从事农业生产的居民，癌症死亡率仅为149人/10万人，消化道癌症死亡率为38人/10万人。有资料报道：在我国贵阳花溪地区，人们也惯常食用腊肉、熏鱼，胃癌死亡率较高。由此可见中老年人还是忌吃熏烤食物为好。

忌吃腌渍食物

腌渍食物味道醇美，是许多中老年人喜欢食用的食物，如四川泡菜、朝鲜泡菜、酸菜汆白肉、酸菜炒鸡丝、酸菜猪肉饺子（包子）、酸菜草鱼等。但腌渍食物一般含盐量高，盐吃多了会给心脏、肾脏增加负担，易引起血压升高，因而老年人不宜经常食用。另外，腌渍食物维生素含量甚低，加之有些淹渍食物操作时不规范,很容易被病原微生物污染,而老年人肠道抵抗力较弱,常吃这类食品,容易引起胃肠道疾患。

忌吃冰镇食物

中老年人脾胃功能逐步减退,所以一般禁忌食用冰镇食物及冷饮,即使在炎热的夏天,也不宜食用。因为冰镇食物进入胃后,会导致胃液分泌功能下降,容易引起胃肠道疾病,甚至会诱发心绞痛和心肌梗死。即使少量食用,也要根据自身的身体状况而定,而且要避开饭前、饭后半小时内吃,以免影响胃液分泌。运动之后或感到疲劳、体弱的时候即使量少也不宜吃,以免减弱机体的抵抗力。

过节时宜节制饮食

每当逢年过节,佳肴、醇酒满桌,格外丰盛。有些中老年人常过分追求美酒佳肴,过度饮酒饱食。有的人在餐后半小时至 1 小时突然出现头晕、眼花、心慌、气短、脉搏频数、血压升高、上肢麻木等一系列症状,发生所谓现代文明病——节日"美味综合征"。近

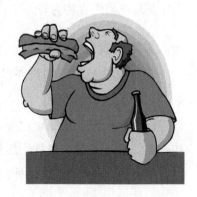

些年来，这种现代文明病的发病率呈逐年增高的趋势。"美味综合征"是过量食用美味佳肴引起的。所以，中老年人过节要忌大吃大喝。不加节制地摄食，会使你出现意料不到的后果，乐极生悲。生活中这样的例子实在不少。

特别提醒

据国外有关资料报道，对1000余例患者的临床统计分析和理化检验结果表明，大吃大喝，摄食富含蛋白质的鸡、鸭、鱼、肉等食物，可在肠道细菌的作用下转化为有毒、有害物质，随血流到达大脑后，可干扰大脑神经细胞的正常代谢，使生理功能发生紊乱，从而产生一系列中毒症状。

膳食宜因人而异

因人膳食即是根据个体体质差异等因素，选择相应的膳食，以供机体不同需求的一种饮食养生方法。人的体质不同，饮食也应该有所不同。只有按照机体寒热的偏性，使食物的寒热属性相宜，才能有益于健康。如寒性体质者，宜食热性饮食；体质属热者，宜用寒凉食品；体胖之人多痰湿，宜食清淡食物；体瘦之人多阴血亏虚，宜食甘润生津之品；阳虚怕冷之体，宜食辛热之品以温阳散寒，如姜、葱、蒜、辣椒、胡椒、狗肉、羊肉、鹿肉等，忌食生冷寒凉之品；阴虚怕热之体，宜食甘寒凉润之品以养阴清热，如各种青菜、水果、绿豆等品，忌食辛辣刺激和过热之品。也就是说，中老年人要根据食物的不同性味和自身的体质，辨证施食，方能收效。

饮食应男女有别

中医认为男女在饮食上应有所不同，男子以气为主，女子以血为用。男性饮食必须注意体质属阳的特点，应多食偏于温热之食品，以壮其阳气，补充热量，切忌贪食寒凉食品，如菱角、茭白等发冷气、损阳之品。女性饮食必须注意体质属阴的特点，饮食以凉润滋补阴血为主，尽量选择多汁之食物，避免辛热燥烈之品伤耗阴血。

饮食宜因年龄而异

（1）35~45岁，人一到这个年龄段，新陈代谢率开始下降，应少食用高甜度、低营养的食物，如甜点心、沙拉、动物脂肪和糖果，宜食用各种干果、粗杂粮、大豆、新鲜水果等。

（2）45~60岁，大多数人到了这个时候，才明白调节和补充营养对他们身体健康的重要性。因此，这个年龄段的人要根据其身体健康状况合理膳食，如高血压患者，要少吃盐，多食含钾的食物，如干杏、豆类和干果，在饮食中增加水果和蔬菜的份量，减少肉的摄入量。

（3）65岁以上的人易缺少镁和钾，有的老年人也缺少维生素C、维生素D、胡萝卜素和大多数B族维生素。这个年龄段的人容易得癌症、心脏病和中风。因此，推荐含有丰富抗氧化物的饮食，如水果、蔬菜、植物油、纤维、含油多的海鱼和低脂肪动物类食品，把得这些疾病的危险减小到最低。

🌳 春季食物搭配宜忌

春季气温由寒转暖，阳气上升，人应适应季节，调养生气，使机体与外界协调统一。在饮食上，应由冬天的膏粱厚味转变为清温平淡，主食可多选用大米、小米、红小豆等，而羊肉、牛肉、鸡肉等温热副食品不宜过多食用。春季蔬菜品种增加，应多选用各种绿叶蔬菜，如小白菜、油菜、菠菜、生菜等，以补充维生素的不足。另外，春季是养肝的季节，应少吃刺激性强的辛辣食物。

🌳 夏季食物搭配宜忌

夏季气候炎热，胃纳功能较差，加之出汗较多，膳食应清淡可口，并注意补充水分，设法增进食欲，在饭菜的色、香、味上多下功夫，要多补充豆制品等食物，多吃些新鲜蔬菜和瓜果。烹调时，以食物不油腻、易消化为原则，多做些凉面、凉菜、粥类、汤类饮食，还可选择些清热解暑食物。

 秋季食物搭配宜忌

秋季天高气爽，由湿转燥，宜食生津食品，膳食应有足够的热能。秋季各种动物性食物肉肥味美，蔬菜瓜果种类齐全，而且这个季节人的消化能力逐渐提高，食欲增强。在膳食调配上，只要注意品种多样化并科学搭配，就可使各种食物比例适当。在调味品上，不宜过用辛辣品，如辣椒、胡椒等。秋季天气由热转凉，在饮食上不要吃过于生冷的食物，注意饮食卫生。

冬季食物搭配宜忌

冬季气候寒冷，膳食应有充足的热能以抵御严寒。可多吃些热性食物，如牛肉、羊肉等，还可吃些厚味食品，如炖肉、火锅等食品。另外，冬季蔬菜品种单调，可多吃些豆芽，以补充维生素的不足。调味品可适当选些辛辣食品，如辣椒、胡椒、姜、葱、蒜等。

饮食宜注意生熟搭配

生熟搭配这一点对蔬菜尤其重要，因为蔬菜中的维生素 C 和 B 族维生素，遇热容易受到破坏，所以经过烹调的蔬菜，维生素总要损失一部分。因此，适当吃些可生食的蔬菜，如新鲜的番茄、黄瓜、柿子椒、生菜、小白菜、胡萝卜等，既可吸收大量的维生素，又可促进食欲。尤其是在夏天，可适当多吃些凉拌菜，如熟肉丝拌黄瓜、麻酱拌小水萝卜、小葱拌豆腐、鸡蛋丝拌粉皮黄瓜等。当然吃生菜时一定要注意卫生，要洗净或消毒后再食用。

中老年人宜喝的滋补汤羹

　　汤羹保健是中国饮食文化与中医药文化相结合的产物。厨师调五味，医生亦调五味，两者既有共性又有不同之处，对食疗的把握即是将两者巧妙地结合在一起。从历史源流、方药构成、制作过程、科学分析等各个方面来看，保健汤羹是饮食与医药的精华所在。但需要说明的是，作为中老年人的保健汤羹，首先应满足食物应该具有的色、香、味、形等基本要求；而从作为药的一方面来说，则应尽量发挥食物药性的功效，并进行合理搭配，辨证用膳。汤羹即使需要加入药物，药物的性味也要求尽量甘、淡、平和、无异味，不能因用药就丢了膳。因此，正确地选配、烹调合适的膳食应与享用者的身心特点相结合，让食疗与美味紧密结合，是

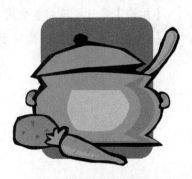

一项需要高技术与高度艺术的工作。以下汤羹方可以供中老年人选用。

【**配料**】莲子、木耳各适量。

【**制法**】莲子、木耳放入 400 毫升水中，文火煮烂，放冰糖少许。

【**用法**】每日早晚空腹食用。

【**功效**】补益心脾。莲子肉善入脾胃之经，能补脾胃之虚。白木耳善入肺胃二经，能滋养肺胃之阴。两药相用，能气阴双补。宜春季食用。

【**配料**】桂圆肉 15 克，鸡蛋 2 枚，红糖适量。

【**制法**】桂圆肉加水适量，煎煮半小时后加入鸡蛋，再煮 10 分钟，加红糖。

【**用法**】每日早晚空腹食用。

【**功效**】补养气血。适宜于老年体弱、乏力者食用。

【配料】当归50克，党参30克，羊肉1500克，姜、葱、料酒、食盐各适量。

【制法】当归、党参用纱布包好，与羊肉、调料共放入锅，加清水3000毫升，先用旺火烧沸，再改用文火炖3小时，待羊肉酥烂，捞出切片再投入汤中，捞出药渣服用。

【用法】每日早晚空腹食用。

【功效】补中，养血，益气。

【配料】黑豆100克，狗肉500克，橘皮1小块，白酒、姜片、食盐各适量。

【制法】将黑豆用干锅炒热，狗肉切小块，加酒、姜片、食盐渍半小时，加水煮沸后，投入黑豆、橘皮，用文火煮2~3小时后服用。

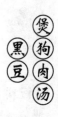

【用法】每日早晚空腹食用。

【功效】补肾益精。可治疗年老肾虚所致的耳聋。

【配料】银耳10克，鸡蛋1个，冰糖60克，猪油适量。

【制法】水发银耳摘去蒂头，拣去杂质，漂洗洁净，加水适量，急火煮沸改用文火煮熟，至银耳酥烂，加入冰糖，搅拌至溶化。鸡蛋取蛋清加少许水搅匀后入锅中，再以文火煮沸，出锅前加入熟猪油少许即成。

【用法】早晨或睡前服食。

【功效】润肺补气，滋阴补肾。适宜于肺虚咳嗽、午后潮热、盗汗烦躁、心悸失眠、久泄便溏者服用。本药膳看上去冰清玉洁，色味诱人，食之甘甜滑软，入口即化，是一道传统的保健药膳。

【配料】银耳10克，龙眼肉10克，大枣5枚，冰糖少许。

【制法】用温水将银耳发开切碎，将龙眼肉及大枣洗净切碎，加冰糖少许，放碗中蒸1小时食用。

【用法】早晚随量饮用。

【功效】滋阴养血，益气安神，养胃生津。用于虚劳咳嗽、失眠多梦等症候。

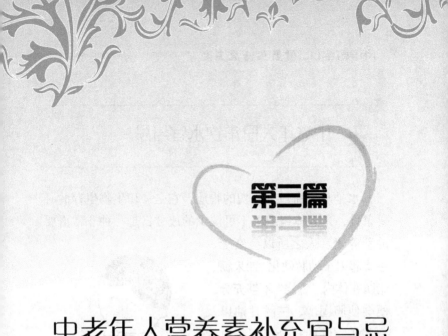

第三篇

中老年人营养素补充宜与忌

中老年人日常饮水宜与忌

　　水是与生命最为密切的物质，它是一切生物生存的必要条件，是人体组织中不可缺少的成分，是一种非常重要的营养素。人之所以会衰老，主要起因于动脉硬化。如果糖、脂肪在体内"燃烧"不够充分，便会使胆固醇、三酰甘油以及一些矿物性的盐分沉积在血管壁上，促使动脉硬化。如果动脉发生硬化，血管不能任意张缩，便无法顺利进行血液循环，结果既不能有效输送氧气和营养物质，也难于去除沉积在血管壁上的废物，最终使各组织

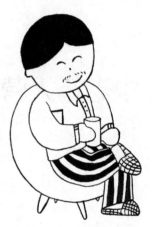

器官功能降低，引发老化现象。为了使人体的生理、生化过程充分地进行，使新陈代谢产生的废物有效地排出体外，必须使体内保持足够的水分。所以说科学饮水是中老年人预防过早衰老的有效手段之一。

忌不口渴不补水

　　口渴是一种生理信号，是人体神经系统对体内缺水的

一个较强烈的反应。当人感到口渴时说明身体已经处于一定程度的"脱水"状态，这时再喝水就已经晚了。医学上将渴了才喝水称为被动饮水。调查显示，口渴了才喝水是许多中老年人的饮水习惯，这说明这些人认识不到水的营养及保健功能，对水的认识仅仅停留在"喝水就是为了解渴"层面上。这说明大家对健康水、好水的作用还没有足够的认识。水参与了整个人体的物质代谢、能量代谢和新陈代谢活动，可以说缺了水生命活动就将停止，人就无法生存。只有让细胞喝足水、喝好水，人体才能健康。所以，为了健康，中老年人应重视主动饮水，即根据人体从肾脏、消化道、皮肤、呼吸道排出水分的情况，主动地、有计划地饮水，保证水的代谢平衡。

忌一次喝水过多

有的中老年人觉得喝水次数多麻烦，就一次喝个够。医学专家认为，这种做法不利于身体健康。因为中老年人肾的排泄功能在减退，一次喝大量的水易使血容量剧增，加重心肾负担。对于肾脏功能不好者，一次过量饮水有可能导致水中毒，即使没有导致水中毒的发生，也不利于健康。在劳动或运动过后，也不宜一次喝水过多。正确的做法是少量多次饮用。

忌长期饮用纯净水

医学专家指出，人类患病的主要原因之一是酸碱平衡失调。随着人民生活水平的不断提高，摄入的酸性食品（肉、蛋、米、面、酒等）也日益增加，导致"人体酸化"的现象越来越严重。纯净水属弱酸性水，过量饮用这"酸水"，会使人体产生血液酸性化，导致多种慢性病。有资料显示，心血管疾病、糖尿病、癌症等疾病大都与人体血液酸化有关。另外，由于纯净水中矿物质或微量元素的含量很低甚至为零，长期单纯饮用纯净水会出现矿物质或微量元素摄入不足的现象，影响体内电解质酸碱平衡，影响神经、肌肉和多种酶的活性，对身体造成不良影响。

🌳 早晨宜喝淡盐水

　　邻居老伯今年80岁了，身体很硬朗。他的养生之道很简单，就是：早喝淡盐水。老伯也希望大家健康，他总是嘱咐年青人：一定要坚持早上喝淡盐水。

　　中医认为，盐有清热、凉血、解毒的作用。据《本草纲目拾遗》记载，盐能"调和脏腑，消宿物，令人壮健"。现代科学也认为，利用淡盐水进入肠胃产生的晶体渗透压环境，可调节胃酸的分泌，帮助溃疡的愈合及润滑肠道。早晨空腹喝杯

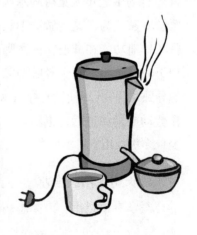

淡盐水，不仅不会增加身体盐的负担，还可清洁肠胃，促进消化。早晨喝淡盐水可以防止便秘，主要就是利用盐水来消除胃肠中一天饮食的热结，热结既除，就不会有便秘，更不会有消化不良的情况。

特别提醒

早晨喝淡盐水虽有一定的好处，但对高血压病等慢性心血管疾病的患者及急性肾炎、肝硬化腹水、水肿患者的中老年来说，早晨则不宜喝盐水，因为盐中含有大量的钠，会引起血压升高。即使健康人早晨喝盐水，浓度也不宜太高，100毫升水中食盐含量最好不要超过0.9克。

宜补水的时间

（1）睡前　对于老年人或患心脑血管缺血性疾病的人，晚间睡前饮杯水，可以预防致死性梗死。不少老年人不习惯睡前饮水，怕起夜。其实老年人膀胱萎缩，容量减少，不饮水照样要起夜。

（2）半夜　老年人由于肾脏收缩功能减退，夜间尿多，这就导致体内缺水，易使血液黏稠，心脑血流阻力加大，易引发心脑血管病变。因而，半夜饮水很重要。

（3）起床后　老年人在夜间睡眠时，因排尿、出汗、呼吸等因素影响，体内相对缺水，导致血液浓缩，血流缓慢，机体代谢物积存。起床后饮杯水，可使血液正常循环，有预防高血压、脑血栓、心肌梗死等疾患发生的作用。

就餐前后忌大量喝水

饭前大量饮水会冲淡胃液，影响消化；饭后，食物已占据了胃的大部分空间，如果再大量饮水，不仅会冲淡消化液，使消化能力大大降低，而且还会因为饮水过多而增加胃、心脏和肾脏的负担。可能有人会说，饭前饭后不可大量喝水，边吃边喝总可以吧？其实边吃饭边喝水也不好，因为当人在吃饭时，消化腺会分泌唾液、胃液等消化液帮助消化食物，如果这时喝水也会把消化液冲淡，影响食物消化。

特别提醒

科学的饮水方法是：在餐前30~60分钟喝适量（大半杯）的水或汤汁，如菜汤、骨头汤或西红柿汤、橙汁等含酸汤水，这样既有利于刺激食欲，促进消化液分泌，又可以补充维生素、矿物质等营养物质。而在吃饭过程中和吃饭后，喝水量则应控制，以免影响食物的消化。

中老年人补充脂类宜与忌

脂类是脂肪、类脂的总称。我们在饮食中摄取的脂肪，其实包括油和脂两类。一般把常温下是液体的称作油，如菜籽油、大豆油、花生油等；而把常温下是固体的称作脂，如羊油、牛油、猪油等。并不是所有植物脂肪都是油，如椰子油就是脂；并不是所有动物脂肪都是脂，如鱼油便是油。

摄取脂肪宜适量

正常人每天要从饮食中获取适量的脂肪，这对于健康极为重要，因为脂肪中含有必需脂肪酸、脂溶性维生素。营养学家分析说，高脂肪膳食，特别是含饱和脂肪酸及胆固醇较多的动物性脂肪高的膳食，虽然是引起高脂血症、冠心病、肥胖、糖尿病、癌症等多种疾病的重要因素，但关键还在于摄取量是否适当。中老年人只有科学、适量摄取脂肪，才能从根本上保证健康，那种禁脂或过量食用脂肪的做法都是错误的。

宜补卵磷脂

作为清扫血管的"清道夫"的卵磷脂是依靠它所含的胆碱、亚麻油酸及肌醇等来化解脂肪的。它能把大颗粒的脂肪变小，并增加其流动性和渗透性，从而减少动脉硬化的发生。卵磷脂还具有良好的亲水性和亲油性，其所含的基本成分胆碱与乙酰结合为"乙酰胆碱"可为大脑提供充分的神经传导物质，所以很多人都知道卵磷脂具有调节血脂、缓解脂肪肝、美容、提高记忆力、预防老年痴呆等保健作用。营养学家的一项调查也得出同样的结论，在多名试验者膳食内添加适量的大豆卵磷脂，经过一段时间后，发现服用此卵磷脂者，其血清中三酰甘油均有所减少，动脉硬化指数减少，且总胆固醇有所下降。而生活中中老年人常常会出现卵磷脂摄取不足的现象，因此营养学家主张，中老年人应从诸如大豆类等食品中补充卵磷脂，或使用卵磷脂保健品。

宜补深海鱼油

深海鱼油中含有丰富的不饱和脂肪酸 DHA（二十二碳六烯酸）和 EPA（二十碳五烯酸），尤其是深海冷水鱼油中含量较高。DHA 和 EPA 能有效降低胆固醇，防止血液凝集，预防脑出血、脑血栓和老年痴呆，减少动脉硬化及高血压，降低血液黏度，促进血液循环，消除疲劳，也是缓解痛风及风湿性关节炎的天然健康食品。DHA 对光的信号传递十分重要，在大脑和视网膜等组织中 DHA 含量很高，是人体脑部、眼部、各神经系统及人体免疫系统的重要成分。因为人体自身不能合成 DHA 和 EPA，故摄取深海鱼油是中老年人健康的最佳选择。

 忌吃油炸食物

　　老年人味觉明显减退，大多喜欢吃油炸类等味道香浓的食物。但是，这类食物含脂肪量甚高，一次食入较多，胃肠道难以承受，很容易引起消化不良，并诱发胆囊疾病复发或加重病情。另外，油炸类食物产热量高，中老年人常吃可导致体内热能过剩，并引起肥胖，以致影响健康。特别应该指出的是，常吃油炸食物，还可增加患癌症的危险性，因为多次使用的油里含有较多的致癌物质。另外，食物中所含的各种营养成分，是维持生命、调节生理功能、进行新陈代谢不可缺少的物质，而油炸食物损害了食物中的大部分维生素。由此可见，中老年人还是以少吃油炸食物为宜。

吃红烧肉宜长煮

　　许多老年人一提起红烧肉，就想到它能引起高脂血症、冠心病、动脉粥样硬化、高血压病等疾病，即便是非常喜欢吃，也只能望"肉"兴叹，敬而远之。其实，这是一种片面的认识。有关部门对百岁以上长寿老人的饮食习惯调查发现，相当多的老寿星喜欢吃红烧肉。人们还惊喜地发现，这些老寿星血液中的脂肪、胆固醇非但不高，而且也没有出现以上诸病症。难道是高脂饮食危害之说有错？

营养学家经过研究证明，红烧肉并非像人们传统认为的那样一无是处。只要烹调得法，就可变害为益。研究发现，科学烹饪可使肥肉中的营养构成发生改变，使对人体有害的脂肪、饱和脂肪酸、胆固醇减少，对人体有益的单不饱和脂肪酸和多不饱和脂肪酸大量增加。所以说中老年人日常生活中大可不必对红烧肉和猪油敬而远之，但前提是要了解科学的烹饪方法。

特别提醒

中老年人吃红烧肉的关键在于科学的烹饪方法：把大块肉在开水里猛火煮3~5分钟（为了去腥、收紧），取出来切成小块。在锅里放油、糖（最好是冰糖），烧到糖化起泡，把肉倒进去翻搅。待肉成琥珀色，加开水、盐、酱油、料酒、大香等佐料，旺火烧开，把火关小慢煨。也可后放糖，待油热，先炙肉，使肉皮起皱、变色，然后加开水和糖及各种调料。红烧肉的制作过程的关键在于水的多少和火候的掌握，水不要多，一次添够，切忌中途加水，不可频繁揭锅，不可翻搅太多。最后煨2~3个小时之后就可以食用。

中老年人吃食用油宜与忌

食用油可分植物性与动物性两大类。食用油有改善食物味道、提供大量热能及脂溶性维生素和必需脂肪酸的作用。动物性脂肪主要含饱和脂肪酸且有一定量的胆固醇，可使患者血脂增高。植物性脂肪中含有大量的不饱和脂肪酸，不含胆固醇，有改善血脂的作用。故通常情况下中老年人烹调应选择植物油，且用量控制在每天25克以内。

忌过量食用植物油

在我国城乡，由于多年来对健康知识的宣传，植物油已成为绝大多数家庭的主要食用油。但有人就误认为植物油多吃无妨，因此有些家庭每日每人食用油往往超量，甚至更多。营养调查表明，城镇居民摄入过多植物油是造成热量摄入过多进而产生肥胖的原因之一。植物油中含的不饱和脂肪酸较高，不饱和脂肪酸的双键极易打开并氧化，在体内产生过氧化物，过氧化物与人体蛋白质结合形成脂褐素，在器官中沉积，促使人衰老。此外过氧化物的增加还会影响人体对维生素的吸收，增加乳腺癌、结肠癌发病率。过氧化物还会在血管壁、肝脏、脑细胞上形成，引起动脉硬化、肝硬化、脑血栓等疾病。由此可见无论是动物油还是植物油，过量或绝对禁止都是错误的。

 宜少量食用动物油

不少中老年人担心自己胆固醇增高，影响心脏和血压，所以钟情于吃植物油，将食用猪油、牛油视为禁忌。但营养专家说，中老年人如此冷落动物油，是不符合营养食谱均衡的科学道理的。长期不食动物油，将使机体长期处于低胆固醇的状态。长期低胆固醇会导致食欲不振、伤口不易愈合、头发早白、牙齿脱落、骨质疏松、营养不良等现象，还会增加多种致病菌感染的危险。另外，动物脂肪中的胆固醇是人体组织细胞的重要成分之一，是合成胆汁和某些激素的重要原料，这些往往被人们所忽视了。因此从中老年人健康计，最好不要完全远离动物油。

宜食用橄榄油

橄榄油中富含各种抗氧化物质（维生素 E、多酚等），这些物质在消除自由基和一些与慢性病及衰老有关的分子，以及延长寿命等方面都起着积极的作用。橄榄油有助于钙的吸收，对骨质钙化有积极的作用。食用橄榄油越多，骨骼的钙化作用就越好。另外橄榄油富含单不饱和脂肪酸，能防止老年人的记忆丧失。老年人食用含有大量单不饱和脂肪酸的食物后，他们产生与衰老有关的认知衰退的可能性非常小。因为人体在衰老过程中对单不饱和脂肪酸的需求会不断增加，而单不饱和脂肪酸有助于保持脑细胞膜的结构。所以近年来营养学家主张中老年人食用一些橄榄油。

🌳 宜食用调和油

许多人已经知道长期食用单一品种的油不利于人体健康，但是，人为调换油种毕竟太麻烦，而且由于不同的植物油中含有不同的脂肪酸，要达到营养学家所提倡的合理均衡的脂肪酸比例，任何单一油种都难做到。况且脂肪酸比例是在分子结构层面的科学结论，简单地挑不同的油轮换着吃，也很难符合科学的比例。于是营养学家将多种油经过科学提炼和配方，调配出脂肪酸比例合理的调和油。调和油不是简单的混合油，如果没有科学的理论作为基础，没有符合科学的调配，脂肪酸就无法真正合理；没有脂肪酸的均衡，营养均衡就是一句空话。

🌱 特别提醒

健康生活，靠点滴积累；正确用油，从调和油开始。目前市场上所销售的调和油大多是通过特殊的工艺将几种不同的植物油（如花生油、葵花籽油、玉米胚芽油、粟米油等）按照一定的比例进行配制而成，其营养成分比单一原料的食用油高出很多，口味适合大多数人的饮食习惯。

食用猪油宜忌

中老年人不可长期食用猪油，但少量食用还是有益健康的。猪油中含有一种叫花生四烯酸的物质，它能降低血脂水平，并可与亚油酸、亚麻酸合成具有多种重要生理功能的前列腺素。另外，猪油中还含有一种能延长寿命的物质叫 α–脂蛋白，它可以预防冠心病和心血管病，植物油中则没有这两种物质。所以营养学家说，为了您的健康，大可不必忌讳猪油，只要食用适量即有益于人的健康。生活中也可在炒菜时将猪油与植物油混合用。总之，饮食切忌单一，荤素合理搭配的均衡膳食才是科学的饮食方式。

中老年人补充糖类宜与忌

糖类又名碳水化合物，由碳、氢和氧 3 种元素组成，是人生命结构中的基本成分，被称为生命的燃料，主要功能是供给能量。人到了一定的年龄，对糖类的需求就有了相应的变化。老年人对糖类（淀粉类食物）的需要量是很严格的，因为老年人对糖分过多、过少的适应能力减弱。因此，不少老年人都有患轻度糖尿病的趋势。水果和蜂蜜中所含的果糖，既容易消化吸收，又不容易在体内转化成脂肪，是老年人理想的糖源。中老年人补充糖类物质要注

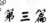

意以下宜忌。

 不宜多吃糖

现在大多数人的饮食结构是以米、面为主食，这类食物中含有大量淀粉，是人体糖类营养素的主要来源。淀粉经消化以后可转化为人体需要的葡萄糖。从数量上说，通过正常饮食摄入的糖类已足够人体代谢需要。这时，如果再在食物中加入食用糖，或正餐之外过多地吃甜食、糖果、巧克力等，就会使摄入的多余的糖类物质在肝脏合成脂类，造成体内脂肪堆积和血脂增高，并进一步引起动脉粥样硬化、冠心病等。

进食过多的糖还能加剧老年人的骨骼脱钙和骨质疏松。老年人胰腺功能降低，糖耐量下降，过多吃糖可引起糖代谢紊乱，血糖升高，诱发和加重糖尿病。而糖尿病又可加重脂代谢紊乱和加速动脉粥样硬化。另外糖还可使胃酸分泌过多，会促进胃内细菌生长，引发胃病。多吃糖还会使口腔唾液偏酸，从而增加对牙齿的腐蚀性。

应多食膳食纤维

膳食纤维是具有某种特殊生物活性的多糖化合物，是一种复杂的不能被人体消化吸收，但又是维持人体健康不可缺少的糖类化合物，被称为"第七营养素"。由于纤维素不能被人体消化吸收，所以曾经被认为是无营养价值的物质，膳食纤维也不被人们重视。近年来人们发现不少疾病如结肠癌、动脉硬化、冠心病等与膳食中缺乏纤维素有关，于是纤维素越来越受到人们的重视。

特别提醒

为了预防疾病，现在在许多中老年人中流行吃膳食纤维，但到底去哪里找膳食纤维呢？我们日常吃的膳食纤维大多是来自于蔬菜、水果和粮食的植物性纤维素。膳食纤维主要存在于玉米麸皮、小麦麸皮、大豆、甜菜和魔芋等食物。全麦面包就是富含膳食纤维的代表。

应明白何谓"无糖食品"

近年来，市场上相继出现了越来越多的无糖食品，有人将其称之为预防"富贵病"的食品。其实这种说法是错误的，甚至是危险的。因为"无糖食品"准确的说法应当是"无食用糖食品"，是相对于含食用糖的甜食而言的，所谓没有食用糖，不等于没有糖存在。

事实上，凡是由面粉、大米等主要含淀粉的物质制成的食品绝对不会是"无糖食品"。因为这些食品中的主要成分是淀粉，而淀粉是多糖物质，在人体内淀粉可以进一步分解为双糖、单糖。无论食用的是蔗糖，还是淀粉，最终经过消化都要分解成葡萄糖，为人体所吸收。因此，吃淀粉类食物就等于吃糖（葡萄糖）。

市场上常见的无糖饼干、无糖汤圆、无糖八宝粥等，只是没有加入食用糖而已，但它们本身也是用粮食做的，与食用馒头、米饭所吸收的糖分、热量没有分别。还有"无糖奶粉"，牛奶中本来就含有乳糖，乳糖经消化后同样可分解成葡萄糖和半乳糖，所以"无糖奶粉"也是有糖的。只不过蔗糖在消化道内很快分解为葡萄糖，从而导致血糖较快上升，而淀粉则较慢。从这个角度讲，"无糖食品"有助于控制血糖的波动。

中老年人补充维生素宜与忌

维生素是人体不可缺少的一种营养素，是"维持生命的营养素"。从生物化学概念看来，它们是这样的一类有机物：在人体内的含量很少，但生理作用很大，它们参与人体物质与能量的代谢，广泛调节生理与生化过程，从而维持人体正常的生理活动。因此，有人把维生素称作"生命催化剂"。由于维生素跟酶一起参与机体的新陈代谢，使机体得到有效地调节，因此如果缺少维生素，人就会患多种疾病。但维生素与我们熟悉的三大营养物质（蛋白质、脂肪、糖类）不同，其本身既不是构成人体组织器官的成分，也不能为人体提供能量，它主要参与人体内的生理调节过程。

忌滥补维生素

老李退休后，冠心病、高血压病、慢性胆囊炎、骨质增生等病都缠上了身。在国外工作的女儿给他寄回了营养品和维生素片，信上说多吃点维生素没错，人家老外一瓶接一瓶地吃呢。可前一段时间老李又看到一些杂志上说，老年人不要随意补充维生素。老李糊涂了，吃维生素到底有没有用？多吃会不会中毒？尤其是老年人该不该补充维生素？

其实以上问题不是老李一个人遇到的问题，而是许多老年人的疑惑。营养学家的一项研究成果回答了老李和这些人的问题。研究人员经过长时间对多名患者进行对照研究证实，过量服用维生素 C、维生素 E 和胡萝卜素对心血管疾病、肿瘤等疾病并无益处，而适量的补充对人体则大有裨益。国外心脏病学会最近明确指出，在一般情况下，只要消化吸收功能正常，并正常进食，并不存在维生素缺乏的问题，但由于人到中老年大多患有各种慢性疾病，因而需要适量补充维生素。但科学补充维生素非常重要，需要在医生的指导下进行，切不可滥补。

防治骨质疏松宜补的维生素

（1）中老年人多有维生素 D 缺乏的现象，从而使钙质的吸收减少，所以 50 岁以上的人往往有骨质疏松症，特别是女性较多见。因此，老年人要多吃些含钙量较高的食物，如虾皮、牛奶等。患有骨质疏松症的老年人，每天可补充钙质 2 克。为了促进钙质的吸收，应多晒太阳，以增加体内的维生素 D。

（2）维生素 K 能使骨骼增加吸收钙质的能力。骨质疏松症是绝经后女性常见的慢性病，它常引起骨骼变形或骨折，给健康带来危害。研究发现，每日按常规服用维生素 K 的女性，其骨钙质丢失率平均明显下降。

补维生素的禁忌

老年人由于体内排泄能力下降，在补充维生素方面更应慎重。肾功能较差的老年人不宜多服维生素 C，长期超剂量使用维生素 C 可引起胃酸增多、胃液反流，甚至导致泌尿系结石。长期服用维生素 E 易引起血小板凝集，形成血栓，过量服用还可引起出血、高血压病、糖尿病或加重心绞痛，甚至可致乳腺癌。维生素 D 过量可致高钙血症，引起厌食、呕吐、蛋白尿、血尿等，严重的可致肾衰竭。维生素 D 与钙合用可使血压下降，但维生素 D 加钙并不能代替降压药物。另外，过量补充维生素还可能引起其他一些不良反应。

视力减退宜补的维生素

老年人的视力障碍，大多是由于多种营养素缺乏所引起的, 但很多人却以为老年人视力衰退是无法避免的事实。我曾遇到过一位年过八旬的知识分子, 她下眼皮浮肿, 已放弃了阅读, 甚至放弃了看电视。依据我的指点, 她在改善饮食补充适量的维生素之后, 很快恢复了阅读。这仅仅是生活中的个事例, 有无数的例证说明老年人的视力是可以改善的。

事实上眼睛是最灵敏的器官, 维生素的缺乏, 往往首先反映到眼睛上来。有资料指出, 适量补充维生素 A、维生素 B$_2$、维生素 C、维生素 E, 对防止老人视力减退有所帮助。生活中有视物模糊的老年人, 服用维生素 A 或胡萝卜素、维生素 C、维生素 D 和维生素 E, 能减缓视力减退的速度, 甚至改善视力。

特别提醒

维生素 A 是维持人类上皮组织正常功能所必需的物质, 能维持眼睛角膜的正常生长, 防止干燥。维生素 B$_2$能保证眼睛视网膜的正常代谢。如果维生素 B$_2$缺乏, 角膜周围易充血, 睑缘发炎, 对光敏感并易于疲劳, 视物模糊, 眼睛发红、发痒和流泪, 严重时会丧失视力。维生素 B$_2$还是眼睛视黄醛色素的成分。

预防老年性白内障宜补的维生素

营养学家认为老年性白内障的病因主要是由于老年人年老体衰、肝肾虚弱、精血不足所引起，饮食不当和营养的不平衡是诱发此病的主要原因之一。在所有的营养素中，维生素缺乏与老年性白内障密不可分，其中主要有维生素C、维生素 E、胡萝卜素、维生素 B_1、维生素 B_2 等。此外，还有各种微量元素参与晶体蛋白质的代谢。一旦这些维生素及微量元素缺乏，就会造成代谢紊乱，晶体逐渐浑浊形成白内障。因此，营养学家认为，维生素及一些微量元素对防治白内障的形成与发展有相当重要的作用，故老年人平时应适量补充维生素 C、维生素 E、胡萝卜素、维生素 B_1、维生素 B_2 等，以预防老年白内障的发生。

中老年人补充矿物质宜与忌

矿物质又称无机盐。人体所含各种元素中，除碳、氢、氧、氮主要以有机化合物形式存在外，其他各种元素无论含量多少统称为矿物质。营养学家说，矿物质在人体中仅占 3.5%，而它在生命过程中起的作用却是不可估量的。宇宙间的一切物质，无论是有生命的，还是无生命的，都是由元素构成的，尤其是矿物质，它参与人体组织构成和功能形成，是人体生命活动的物质基础之一。矿物质与有机营养素不同，它们既不能在人体内合成，除排泄外也不能在体内代谢过程中消失。所以从生命诞生的第一天起，人体中就需要吸收参与新陈代谢的各种矿物质，它会伴随我们每个人度过一生。所以说矿物质是人体不可缺少的。

🌳 味觉差宜补锌

一些中老人常说，吃东西不香没有食欲，其原因除了味蕾数目减少和牙齿缺损影响咀嚼外，锌的缺乏也是重要的原因。缺锌愈多，味觉就愈差。一般情况下，动物性食物内含锌较高，也易吸收，如牛肉、猪肉、羊肉。鱼类和海产品的含锌量也很丰富，特别是牡蛎。所以补锌的最好办法是食用动物性食品。植物性食品中也含有一定的锌，但水果中一般含锌较少。此外，食物越是精制，烹调过程越是复杂，锌的丢失也越严重。另外，还可在医生指导下口服含锌药物，可收到较好的效果。补锌要适量，不可把锌当成营养药长期服用，否则有害无益。

🌳 房事过度宜补锌

中年人随着年龄的增长，体力也随之下降。所以有人经常说"一滴精十滴血"，不敢随意消耗。虽然把精液看得过分宝贵的观点是不对的，但有一点还得注意，即精液中的果糖、蛋白质固然微不足道，然而通过排精丢失的锌则值得重视。因为锌是人体必需的微量元素之一。每毫升精液中含锌约 150 微克。如果一次房事消耗 2~6 毫升精液，则要丧失锌元素 300~900 微克。锌的生理功用十分重要，如果房事过度，将导致缺锌进而引起厌食、脂肪吸收障碍、脱发、皮肤损害、免疫能力降低等。若不能及时地补充锌，就势必给身体带来损害。中医也认为"夫精者，身之本也"，这里所指的精，既包括脏腑之精，又包括生殖之精；既是人体生命活动的物质基础，又具有生长发育、繁衍后代的作用。

宜常补钙

人过中年，骨质每年丢失 0.7%~1%；女性更年期及绝经期后，骨质丢失进一步增加。人过 65 岁后，女性可能丢失骨钙的 30%~50%，男性丢失 20%~30%。这种长期持续的负钙平衡、入不敷出的状况，将伴随至生命结束。这个漫长的人体钙丢失的过程，必将导致人体钙分布异常，出现衰老。理论上钙与衰老有密切关系，那么实际如何呢？据国外媒体报道，世界上一些最长寿的人大都生活在南沙群岛。日本南部的冲绳岛便是其中之一，人们

发现这些地区的饮用水中含钙量比一般地区的水高数倍，从而认为这些人长寿与饮用水、农作物含钙量密切相关。

特别提醒

导致猝死的原因很多，但就心血管系统而言，钙代谢失调是罪魁祸首之一。这种代谢失调主要反映在血管平滑肌细胞内钙含量增加，即细胞内"钙沉积"而引起血管痉挛，血流停止，引起猝死（心脏骤停）。最近又有临床实验认为，有猝死征兆的心脏病患者，小剂量长期补钙，有减少猝死发生的可能。

补钙宜防便秘

补钙不当可引起便秘，这是许多老人经常遇到的事情。有这样一位老人，由于女儿在国外，她去探亲，开始还很好，后来逐渐发生了大便秘结，让她难以忍受。即使多吃香蕉、蔬菜也不解决问题，连服缓泻药都不起作用了。什么原因呢？原来是女儿孝顺，给老妈买了大量钙剂服用。

后来经过咨询医生，医生说补钙如果以碳酸钙为主，而且剂量又过大，则碳酸钙在胃内遇酸能形成氯化钙，在进入肠道后，遇上碱性环境，又会形成碳酸钙和磷酸钙。这些难以吸收的钙盐抑制肠蠕动，必然造成顽固性便秘。

老人知道了便秘的原因后，改变了药物补钙的方式，注意摄入富钙饮食，多食蔬菜水果，便秘也逐渐缓解了。

贫血忌盲目补铁

老年人贫血，不要盲目地补铁，因为老年人患贫血的原因除了缺铁还有以下几种。只有对症治疗，才能取得好的效果。

（1）造血功能低下　随着年龄的增长，骨髓内的造血组织逐渐为脂肪组织和结缔组织代替。

（2）各种疾病的影响　各种癌症中晚期、慢性肾脏疾病、风湿病或类风湿性疾病、白血病、多发性骨髓瘤等病、急性或慢性失血性疾病如消化性溃疡、大肠癌等，均可引发贫血。

（3）胃酸缺乏　许多老年人胃酸分泌减少，或服用抗酸剂，不利于非血红蛋白铁的释出，阻碍铁的吸收。

（4）蛋白质摄入不足　老年人往往限制饮食，摄入蛋白质的数量和质量不高，亦会引起贫血。

除上面所说的几个原因外，老年人贫血还与体内蛋白质合成率降低，维生素 B_{12}、维生素 B_6 及叶酸等营养素摄入量不足，饮茶过浓等因素有关。由此可见，老年人贫血，首先应查清造成贫血的病因是什么，然后对病因施治，以解除贫血的困扰。

中老年人补充蛋白质宜与忌

蛋白质是生命的物质基础，一切组织和细胞都由蛋白质组成，生命的产生、存在与消亡无一不与蛋白质有关，它是生命存在的形式。从宏观的角度讲，蛋白质是构成人体组织和结构最重要的物质，如皮肤中的角蛋白、肌肉中的肌蛋白，以及内脏、大脑中的蛋白质等，成年人体重的约 16% 是蛋白质。从微观的角度来说，蛋白质是构成细胞的主要成分，就像是人体的基本支架。蛋白质由一个个氨基酸相连接形成，氨基酸之间又通过一种叫肽键的结构环环相扣。氨基酸以不同数目和不同顺序连接构成种类繁多、千差万别的蛋白质，它们发挥各自不同的作用。蛋白质的重要性很多人都知道，但它在人体内到底发挥什么样的作用呢？概括来讲，主要是组织细胞的构成和修复作用、调节机体功能作用和供能作用。

应适量摄取蛋白质

人至老年后，体内的分解代谢增加，合成代谢减少，所以要适当多吃一些富含蛋白质的食品，每天每千克体重为 1~1.5 克，到 70 岁以后可适当减少。因为蛋白质代谢后会产生一些有毒物质，老年人的肝、肾功能已经减弱，清除这些毒物的能力较差，如果蛋白质吃得太多，其代谢后的有毒产物不能及时排出，反而会影响身体健康。所以，老年人蛋白质的摄入量一定要适量，既不能少，也不宜过多。

宜补充大豆蛋白

大豆蛋白作为一种完全蛋白，具有高度的可消化性，其所含的必需氨基酸含量可满足，甚至超过儿童和成人的需要。即使将它作为唯一的蛋白质源也可保持人体的氮平衡。营养学家认为，每天食用含25克大豆蛋白的低饱和脂肪和低胆固醇的食品可以减少患心脏病的风险，因为大豆蛋白中含有的异黄酮对降低胆固醇相当有效，同时对促进骨骼的钙化有益。大豆蛋白中富含精氨酸，可刺激胰脏分泌胰岛素，刺激垂体分泌生长激素，促进肌肉生长，有助于伤口愈合和维持健全的免疫系统。大豆蛋白中富含铁，平均100克大豆蛋白中含有17毫克铁，其含量远远高于牛奶中的铁含量。

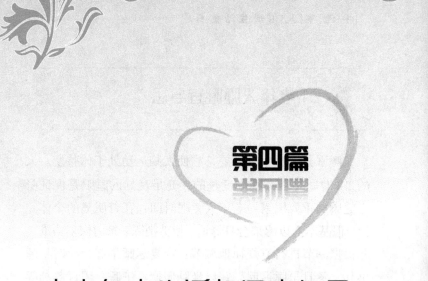

第四篇

中老年人生活起居宜与忌

中老年人睡眠宜与忌

睡眠是一种生理需要，它使大脑运动处于休整期。人的1/3时间是在睡眠中度过的，充足良好的睡眠是保证身心健康的重要因素。老年人睡眠时间存在着明显的个体差异，但基本上以醒来全身舒适、疲劳消除、精力恢复为准，并根据季节进行有规律地调节：春夏迟睡早起，秋时早睡早起，冬日早睡迟起，并以坐卧假寐、午睡、闭目养神等弥补有效睡眠时间的不足。睡眠保健法的关键是防止失眠，促使人安然入睡。

宜注意睡眠姿势

古人对睡眠的要求是卧如弓，即右侧卧势。这样的睡眠姿势，不压迫心脏部位，有利于心肺功能活动和肠胃的消化。有心脏疾患的人，更应向右侧卧，以免造成心脏受压而增加发病机会；因血压高而头痛者，应适当垫高枕位；呼吸系统患者除高枕外，还要经常改换睡侧，以利痰涎排出；胃胀满和有肝胆疾患的人，以右侧位睡眠为宜。总之，选择有利于病情的睡位，可助安眠。

睡眠不足宜补足

我们每天需要规律性的睡眠，但随着生活节奏的加快，睡眠不断地受到外在因素的影响和干扰，如平时工作很辛苦，有时加班到了凌晨，但第二天还得六七点爬起来去上班。这样做便会造成睡眠严重不足。医学专家说，每天保持正常的睡眠时间是很重要的，一般成年人应该在6~9个小时。比如晚上10~11点睡觉，早上6~7点起床，这样可以使人维持一个较稳定的生物节律，对人体身心都是有益的。如果平时不能保证，可在一定阶段内进行调整。

宜注意睡眠时间的长短

对于睡眠时间的长短，目前尚无统一的说法。睡眠时间的长短因人而异可以分为长睡眠型（8小时左右）和短睡眠型（6小时左右），4~10小时都属于正常范围，主要以第二天醒后精神饱满为准。不同年龄段对睡眠的要求是不同的。一般而言，10~18岁的人群，每天需要8小时的睡眠时间，10岁以下要求更多一些；18~50岁的人群，每天需要7小时的睡眠时间；50~70岁的人群，每天需要5~6小时。对于上了年纪的人，睡眠质量比不上年轻人是自然规律，只要不影响生活，少睡点也无妨。

宜重视午睡

午睡同样有利于人的身体健康。睡眠专家发现人类的身体倾向于两段式睡眠，一次在晚上，此时中心体温和清醒程度会同时下降；另一次在下午，只是程度较轻微。不管晚上睡眠是否足够，一天之中想小睡片刻，是人的正常生理需求。如果前一晚睡眠不足，那么就应该用午睡补足。

当然，睡午觉也有个体差异，不是每一个人都有强烈的午睡倾向。如果你的生理反应倾向于小憩片刻，那么就让自己休息一下，而不要一味地压抑自己，以至于下午昏沉几个小时。

特别提醒

健康的午睡一般不宜超过 30 分钟，否则就容易打乱生物钟，影响晚上的正常睡眠以及影响每天定时定量的习惯。午睡最好的时间是在早上睡醒之后与晚上睡觉前的中间点，也就是一天活动时间的中点。午睡的习惯要持之以恒。这种健康的午睡对健康是很有帮助的。

忌餐后立即睡觉

有的人为了争取睡眠时间，餐后立即倒头就睡，实不可取。现代研究认为，生理情况下，进食之后，肠胃等消化器官便开始工作；要消化食物，需要分泌大量的消化液（如酶、胃酸及黏液蛋白等），这时就需要更多的血液供应才可满足需要。这时若马上午睡，势必影响这一消化功能，引起胃病，同时胃里正装满食物，还会影响午睡的质量。因此最好是饭后休息十多分钟，再安然入睡。

另外，如果晚餐吃饱即上床入睡，使大脑处于抑制状态，对其他器官的抑制性加强，使胃肠道蠕动变慢，消化液分泌不足，消化功能减弱，影响食物的正常消化吸收，久而久之，就会产生饮食积滞之病。食后即卧，胃中胀满不适，还会干扰正常的睡眠。

🌳 睡眠宜定时

研究显示，作息时间不定的人，易患失眠症。科学研究显示，白天班及夜晚班不时交替着的人常有睡眠的困扰。日夜经常颠倒的作息，可能产生类似坐飞机时差的疲倦，且可能使睡眠机制产生故障。所以对于有失眠症状的人，解决之道就是要避免白天班及夜晚班的轮流制，应固定白天或夜晚工作。另外还要养成规律的睡眠习惯。欲达到此目标，应训练自己每晚在同一时间就寝，以促使生理时钟周而复始、有规律地运作。同样，培养固定的起床时间也很重要。

🌳 忌睡醒后立即起床

中老年人从睡眠中醒后，机体由抑制状态转入了兴奋状态，但从抑制到兴奋的转变，也需要一个过程。如果一觉醒来就立即着衣起床，易于出现头晕、眼花等不适，对于中老年人来讲还易于发生意外。这也是我们强调醒后宜伸懒腰的原因所在。

🌳 忌睡醒后恋床不起

中年人醒后恋床不起的人颇多，尤其是在节假工休日，总觉得早早地起床也没有事干，不如干脆赖在被窝里。凡有过恋床不起经历的人大多数都有这样的感受，睡眠和卧床的时间多了，反而觉得四肢发沉，精神萎靡，倒不如每天早早起床忙于工作或学习时精力充沛。这是由于睡懒觉不利于人体阳气宣发的缘故。因此，早上醒来后忌恋床不起。

忌睡醒后立即小便

老年人早上一觉醒来后，可能膀胱内已充满了尿液，有急不可待的排尿感。但越是尿意紧迫，越要沉得住气，绝不可立即起身小便，尤其是直立位解小便更属禁忌。否则，很容易因膀胱排空而引起头晕，甚至会出现排尿性晕厥。

中老年人睡眠可常用药枕

药枕疗法是指将药物加工整理或炮制以后，装入枕芯之中或者直接做成薄型药袋置于普通枕头上，睡时枕用的一种疗法。药枕疗法主要是借助于人体头部与药枕的长时间接触，药物的有效成分通过皮肤、呼吸道进入人体，并同时刺激头颈部穴位，通过经络的传导作用，调整机体的气血阴阳平衡和脏腑生理功能，达到养血、健脑、安神定志、祛病延年的目的。通过药物经皮肤渗透及经呼吸道吸入作

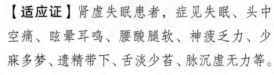

用对机体产生的功效，刺激头颈的皮肤感受器、血管和神经，调整其兴奋和抑制过程，调节内分泌功能，调节气血脏腑，健脾胃，滋阴降火，疏肝养血，安心养神，起到镇静、止痛、催眠作用。

特别提醒

睡眠药枕具有效果好、作用平和、标本兼治、无毒副作用的特点，适用于各种原因引起的失眠症，特别对健忘、记忆力不集中、心情烦躁、入睡困难、多梦、过早醒后又难以入睡或彻夜不眠者、更年期综合征等有显著改善。但失眠的病因不同，使用的药枕也不同。

黑豆 药疗枕

【配料】黑大豆2000克。

【制法】将黑大豆蒸熟，使豆变色，再用棉布或纱布包裹，装入枕芯，制成药枕。

【适应证】肾虚失眠患者，症见失眠、头中空痛、眩晕耳鸣、腰酸腿软、神疲乏力、少寐多梦、遗精带下、舌淡少苔、脉沉虚无力等。

【配料】当归900克，白芍900克，薄荷100克，甘草100克。

【用法】将上药烘干后制成粗末，装入枕头袋内，卧时枕用。

【适应证】精神、神经疾患引起的失眠。

【配料】荆芥、防风、钩藤、夏枯草、牛膝、菊花、桑叶各250克。

【用法】先将防风、牛膝、钩藤、荆芥烘干后制成粗末，再与夏枯草、菊花、桑叶混匀后装入枕头袋内，每于卧时枕用。

【适应证】高血压病失眠症。

【配料】灯芯草1000克。

【用法】将灯芯草烘干后制成粗末，装入枕芯，制成药枕。

【适应证】清心除烦、安神定志。对心火偏亢所致的夜不能寐、寐而易醒、焦虑不安、心悸不宁、胸闷心烦、面红口渴、晨起咽干、口舌生疮等症有效。

【配料】石菖蒲、合欢皮各500克，侧柏叶400克。

【用法】将上药一起烘干，共研细末，装入枕芯，制成药枕。

【适应证】化痰清热，理中安神。主治痰热内扰所致的多梦易醒，或难以入寐、头重头晕、痰多胸闷、心烦口苦、厌食恶心、舌红苔黄腻、脉滑数之证。

中老年人起居宜与忌

起居宜忌主要是指对日常生活中各个方面进行科学安排及采取一系列健身措施，以达到祛病强身、益寿延年的目的。起居调摄所包含的内容很多，衣食住行、站立坐卧、苦乐劳逸等的养生措施都属起居调适范畴。起居养生欲达健康长寿要寓于日常生活起居之中，在生活起居中探索防病治病的真谛，通过自然的方法以达到防病治病的目的。生活起居与疾病的发生、发展及预后有着十分密切的关系。正确的生活方式对健康具有非常好的保健作用，同时能够提高其他保健法的治疗效果。

宜起居有规律

中老年人要想健康长寿，最好的办法就是起居要有一

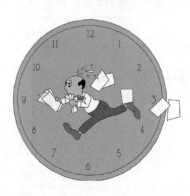

定的规律。良好生活习惯
的养成是一生的财富，如
果一个人生活没有规律，
那他肯定不会有一个好的
身体。这方面的例子在生
活中随处可以看到。而且
从绝大多数长寿老人的生
活情况来看，起居都有一

定的规律，醒来即起，不睡懒觉，各种生活方式都有一定
的节奏。新疆的百岁老人，大都保持着一种简朴、稳定和
有规律的生活方式，早起早睡，讲卫生，注意劳逸结合，
故而健康长寿。

宜常叩其齿

常叩其齿是通过上下牙齿有节律地相对叩击运动，以
防治疾病的一种方法。本疗法是防病健身、延年益寿的常
用方法之一，不受条件限制，易于推广应用，在我国已有
悠久的历史。有节奏地叩击上下牙齿，一般先叩两侧白牙
40 次左右，然后再叩门牙 30~40 次，每日 3 次。叩齿时，
要求精神放松，口唇轻闭。一般认为叩齿不仅能促进局部

气血运行通畅，而且也能作用于局部经络，以坚固牙齿、延缓牙齿脱落等。在进行过程中要求思想集中到动作上去，动作要轻缓，自己必须计数，对叩击的次数可由自己掌握，可由少到多逐步增加，稍多些无妨。

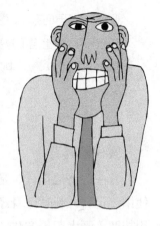

宜常咽唾液

唾液这看似寻常的口腔分泌物，古代养生家们均非常重视，称之为"金津玉液"。现代医学认为，唾液中包含了血浆中的许多成分，如黏蛋白、球蛋白等 10 多种酶，近 10 种维生素、多种矿物质、有机酸及激素等。其中有一种唾液腺激素，它能促使细胞的生存和分裂，延缓人体功能衰退。经常运动舌体，保持唾液腺的旺盛分泌，有利健康，延缓衰老。咽唾液保健法简单易学，方法多样，选择其中之一即可，练功时，或站、或坐、或卧均可。

特别提醒

咽唾液的具体方法为：坐姿，闭目冥心，舌尖轻舔上腭，调和气息，舌端唾液频生，当此津液满口后，分次咽下，咽时要汩汩有声，直送丹田。如此长期坚持，五脏邪火不生，气血流畅，百脉调匀。舌在口内舔摩内侧齿龈，由左至右，由上至下为序，做九圈。然后，以同一顺序舌舔摩外侧齿龈九圈。中医认为此法健脾胃，轻身，祛病。

宜保暖其背

背主一身之阳气，是中医经络督脉所在之处。背暖可使阳气运行并畅达全身经脉，起防病治病作用，日常可采用按摩、晒太阳等方法。古人认为背部为督脉之所居，是太阳膀胱经之所舍。人感受风寒，多从背部起，故背部应保持温暖。这样一方面可以防治感冒，另一方面可以固肾强腰。通常人们穿的各种"背心"便是背部保暖的服装。中老年人如果能了解背部对人的保健的重要性，就能够自觉加强背部的运动与调养。在晚间起床时给背部披一件衣服也是一种预防疾病的办法。因此，日常生活中要尽量做到背暖，严防受寒。

脚部宜保暖

俗话说："寒从脚下起"，尤其是老年人气血功能衰退，脚部对温度比较敏感，如果不小心受凉，会反射性地引起鼻黏膜血

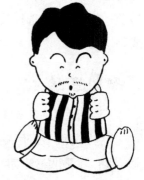

管收缩，容易引起感冒。从现代医学观点来看，人的脚掌有丰富的血管和神经，与神经中枢和人体各部分脏器相关联，但由于离心脏最远，很容易出现血液循环方面的障碍，如果受凉更加会影响人体血液循环。加之脚部表面脂肪层薄，保温性能差，所以容易受寒冷的侵扰。因此，老年人平时应注意脚部保暖，以防感冒。

宜常梳头发

梳头发可促进头部血液循环，起到疏通经脉、流畅气血、调节大脑神经、刺激皮下腺体分泌、增加发根血流量、减缓头发的早衰等作用，并有利于头皮屑和油腻的清除，还能保持头脑清醒，解除疲劳。梳头对治疗眩晕、失眠、高血压病、动脉粥样硬化等病症也有较好的疗效。

方法是每天早、中、晚各梳头一次，用力适中，头皮各部全部梳理一遍，每次 2~3 分钟。治疗血管性头痛、偏头痛和眼病等，每天用梳子反复梳头后再用木梳齿轻轻叩打头皮 3~5 分钟，最后再梳理一遍。若能结合头部穴位和疼痛部位叩打，则效果更佳。

应防便秘

历代医学家有"想长寿、肠须清"之说，是有一定的科学道理的。保持肠中常清的办法有如下几种。

（1）饮水跑步排便法　中老年人每天早晨起床后，在跑步前先饮一杯白开水，再去跑步。每天慢跑 30 分钟，有利于防治便秘，治疗疾病，强身健体。

（2）饮食调养通便法　常吃富含纤维素的食物，如粗杂粮、薯类、芝麻、梨、蔬菜及其他水果等。纤维素是最佳的清肠通便剂，它在肠道内吸收水分，吸收毒素，促进通便。常吃排毒食物，如黑木耳、绿豆汤、猪血、海藻类、绿茶、蔬菜及水果等。

（3）服用药物通便法　长期饮服大黄。大黄可"荡涤肠胃，推陈出新，通利水谷，调中化食，安和五脏"，其下泻作用足以消除肠道内的有毒物质。常饮大黄液者比不饮者寿命长 10~30 年。但对中老年人的顽固性便秘，要去医院在医生的指导下服药治疗。

特别提醒

　　有些人因肠中食物积滞而容易生毒，很多肠胃疾病甚至癌肿都由此而发。适度的饥饿可使自主神经、内分泌和免疫系统受到冲击，然后通过机体生理内环境稳定功能的重新调整，提高人体承受生理负担的能力，使各种心身疾病得到改善。所以说保健祛疾，排毒第一。

中老年人洗漱宜与忌

民谚中有"冷水洗脸，美容保健；温水刷牙，健牙固齿；热水泡脚，胜吃补药；若要身体好，经常要洗澡"的说法。经常坚持科学洗漱，可清除污垢，疏通气血，促进机体的新陈代谢，是卫生保健、防病去病的重要方法。

宜温水刷牙

刷牙是保持口腔卫生保健的重要方法，刷牙会使齿缝内的细菌和食物残渣得以清除，达到护牙洁齿、减少疾病的目的。日本医学专家对牙齿生态的调研显示，刷牙的水温在35~36℃最为适宜，水温过热或过冷都会刺激牙齿和牙龈，引起牙龈出血和痉挛，甚至会导致牙周炎、牙龈炎及口腔溃疡等病症。

宜冷水洗脸

面部皮肤受冷空气刺激时，毛细血管呈收缩状态，而用冷水洗脸，则可有效地改善面部血液循环，增强皮肤弹性和机体御寒能力，预防感冒等病症。用热水洗脸，会感觉暖和舒适，但是一旦热量散去，毛细血管又会恢复原状，这样一张一缩，易使人面部皮肤产生皱纹。

宜温水沐浴

温水沐浴不仅可洁身除垢，而且可疏通气血，促进机体新陈代谢，防病祛疾。一般沐浴以 30 分钟左右为宜，水温取 39~50℃。对于洗浴的注意事项，孙思邈提出"勿当风，勿湿""不得大热，亦不得大冷"等注意事项。温水沐浴对中老年人确实是很好的保健方法，有许多患有慢性疾病的中老年人就是由于经常用温水沐浴，摆脱了疾病的困扰。

慎用冷水浴

冷水沐浴包括用冷水沐浴全身、洗冷水澡及参加冬泳等。冷水沐浴时，通过冷水对皮肤的刺激产生一系列适应反应，增强皮肤对寒冷的耐受力，增强血管弹性，使血压下降，心搏变慢。本法对神经衰弱、消化道疾病等有一定的防治作用。应用此法保健，应逐渐降低水温，逐渐延长时间，以不出现冷颤、口唇青紫为度。冷水浴虽好，但也不是适用于所有的中老年人。妇女经期及患有心脏病、高血压病、肝脏疾病等患者忌用本法。先人还提出疾病刚愈不可冷水洗浴；盛暑大热，不可冷水频浴等，此经验之谈，是可取的。

桑拿洗浴宜忌

桑拿洗浴是指将水加热产生热蒸气进行沐浴的一种方

法。如外感风寒，可蒸浴全身，以发汗解表；腰腿肩背风湿痹痛，蒸浴全身，可温通气血、舒筋活络、通痹止痛。本法还可预防感冒，调节免疫机能，改善血液循环，防治气血瘀阻。此种保健方法，目前在广大的城乡广为流传，长期坚持，对中老年人保健大有益处。总之，沐浴洗漱，虽为生活中之琐事，但其保健之理深刻，须身体力行，才能受益无穷。但需要指出的是有高血压病、心脏病及其他严重疾病的患者则不宜洗桑拿。老年体弱者亦不可取之。

中老年人四季调养宜与忌

自然界的阴阳消长运动，影响着人体阴阳之气的盛衰，人体必须适应大自然的阴阳消长变化，才能维持生命活动。如果不能适应自然界的这种变化，就会引起疾病，甚至危及生命。因此，顺应自然界阴阳消长规律保健，是中医季节保健康复学的基本原则。

春季宜养其肝

"春夏养阳，秋冬养阴"，是我国古代医学家根据自然界四季变化对人体脏腑气血功能的影响而提出的养生原则。春日养阳重在养肝。五行学说中，肝属木，与春相应，主升发，喜畅达疏泄而恶抑郁。所以，养肝首先要调理情志。

春天应注意情志养生，保持乐观开朗的情绪，以使肝气顺达，可起到防病保健的作用。另外，春天人体肝气相对旺盛。这时，"性气不定，性如小儿"的老年人，更应注意心理调养，要常嬉游于万花之隅，沐浴明媚春光，或者借助宜人的春天气候，旅游踏青，激发对生命的珍惜和对大自然的热爱，可预防独坐孤眠所生的抑郁困倦。

春季应防传染病

春天万木回春，百病易发，大多传染性疾病在春季也易发作，如流行性感冒、腮腺炎、甲肝、乙肝、麻疹、白喉、流脑等。所以必须采取一定的措施，譬如提前打一些疫苗，注意个人卫生和加强锻炼等。预防传染性疾病是春季的一项重要工作。

春季宜防过敏

春天风大，空气干燥，百花盛开，花粉、花絮、灰尘、煤烟、真菌等，随风飘荡于人们的生存空间。此时，过敏体质者，吸入致敏物后易发生过敏性哮喘、荨麻疹及花粉症等病。所以应保持环境卫生，避免接触过敏原，加强个人防护措施，防止吸入致敏花粉等。当

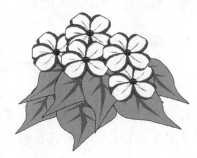

患者在户外或人群集中的地方活动时，应戴上口罩，以起到预防过敏性疾病的作用。

夏季宜养其心

盛夏酷暑蒸灼，人容易闷热不安和困倦烦躁，心火旺盛。所以首先要使自己的思想平静下来，神清气和；切忌火暴脾气，遇事一蹦三跳，因躁生热；要防止心火内生，心静自然凉。故夏季的养生重点是调息静心，劳而不倦，慎防中暑感邪。有条件的老人，可到风光秀丽的山林海滨消暑避暑，或垂钓于水边树下，或到清静凉爽的地方散步做操，练功打拳，或品茶、弈棋、书画于书堂静室，以调节心气，陶冶情操，防止心火内生。早晨，曙光初照，空气清新，可到草木繁茂的园林散步锻炼，吐故纳新。傍晚，可漫步徜徉于江边湖畔，习习的凉风会使人心静如水，神怡如梦，涤尽心头的烦闷，暑热顿消。

夏季居室环境宜忌

针对盛夏暑热湿盛的外界环境，老年人的居室应通风凉爽，安静清洁，室温保持在 20~25 ℃，相对湿度在40%~60% 之间。午睡或夜卧都不可贪凉睡于露天、屋檐下、走廊及窗前等风口处，更不可迎风而卧或久吹电风扇，以避外邪侵袭，预防头痛、头晕、腹痛腹泻、关节酸痛和面部神经麻痹等症。

🌳 夏季出行宜忌

中老年人夏天应尽量减少外出，尤其是在中午 12 点至 2 点烈日高照时。若必须外出，最好采取防护措施，比如打把遮阳伞，戴凉帽、太阳镜，皮肤外露处涂防晒霜，尽量减少炎热对肌体的损伤。外出还须带点风油精、清凉油、十滴水、藿香正气水、仁丹、金银花露水等，以在中暑时急用。

🌳 夏季穿衣宜忌

夏日炎热，人体排汗频增，"汗流浃背"是常有的事。因此，中老年人夏日服装应力求简单舒适。款式上应宽松，避免紧衣裹身；色彩上应素雅大方，白、淡绿、淡黄、湖蓝、瓦灰、银灰色泽可减少紫外线的吸收；质地上以吸汗透气的真丝、丝绸、纯棉、麻类等织物为佳。夏天的衣服应经常洗涤，内衣裤更须每日一换洗。舒爽的夏装有利吸汗散热，可使人免除闷热之苦。

🌳 秋季宜重视精神调节

秋天凉爽宜人，但气候干燥，气温变化不定，冷暖交替，常会给中老人带来心理、生理的不适。尤其是身临草枯叶落的深秋，对大多中老年人来说，心中常会引起凄凉、苦闷、垂暮之感，易诱发消沉的心绪，所以中老年人此期要慎防出现受自然消落景象所染的悲戚之情。尤其是对于那些伤年华流逝、痛亲朋千古、叹此生碌碌者，常会发生腹胀气滞及情绪低落。因此，秋季讲究精神调养至关重要。

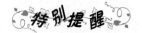

　　老年人在秋天，要保持情绪稳定，应做一些自己喜欢的事情，如散步、练习书画、弈棋弹琴、植花养鱼、随意玩乐。这样转移了目标，精神负担必然自释。也可以静下心来想想收获累实的愉悦，或以哲人的眼光判别大自然季节交替所表现的春暖秋凉，保持神志安宁，收神敛气。

立秋应防胃肠病

　　每逢立秋，由于秋凉的刺激，胃肠病易复发，重症还会引起胃出血、复合性胃和十二指肠溃疡等并发症。因此，立秋宜防胃肠病。因为人体受到冷空气的刺激，胃酸分泌增加，胃肠发生痉挛性收缩，自身的抵抗力和对气候的适应性下降；加之由于气候转凉，人的食欲随之旺盛，食量增加，使胃肠功能的负担加重，导致胃肠病复发。在秋季生活中，胃肠病患者一方面应适当进行体育锻炼，改善胃肠道的血液循环，减少发病机会；另一方面应注意膳食合理，少吃多餐，定时定量，戒烟戒酒，以增强胃肠的适应力。患有慢性胃炎的人，要特别注意胃部的保暖，适时增添衣服，"秋冻"要适度，不要勉强挨冻而冻出病来。夜晚睡觉要盖好被褥，以防腹部着凉而引发胃痛或加重旧病。

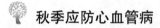 秋季应防心血管病

秋天是心血管疾病的多发季节，由于天气变凉，皮肤和皮下组织血管收缩，周围血管阻力增大，导致血压升高。寒冷还会引起冠状动脉痉挛，直接影响心脏血液供应，诱发心绞痛或心肌梗死。中老年人在秋季应预防的心脑血管疾病有高血压病、冠心病、心肌梗死、中风等。

秋季应防呼吸道疾病

随着秋天的来临，气温逐渐下降，中老年人患呼吸道疾患而就医者也日渐增多。这是由于随着年龄的增长，呼吸系统趋于老化，气管、支气管上皮细胞萎缩，杯状细胞增生，纤毛减少，运动减弱，以致呼吸道清除病菌的能力下降，中老年人的胸腺也会发生不同程度的退化，细胞免疫功能下降，这时"潜伏"于上呼吸道的病毒、细菌容易在此生长繁殖，兴风作浪；不少中老年人患有慢性支气管炎、糖尿病、高血压病、贫血、营养不良等，抵抗疾病的能力更差，易发生呼吸道感染。每当天气变化、气温下降时，中老年人耐寒能力差，对外界气温变化较难适应，就容易感冒，从而诱发支气管炎和肺炎。因此，防呼吸道感染于未然，是绝不可忽视的事。

冬季应重视心理调适

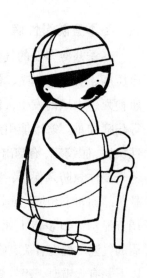

严冬之时，木枯草衰，寒风刺骨，自然界失去生机，常使人触景生情，抑郁不欢。科学证明，冬天确实易使中老年人身心处于低落状态。造成这种现象的主要原因有：冬季天寒地冻，户外活动受到限制，运动量必然要减少，从而影响中老年人的情志活动；受寒冷气候和景色衰退的影响，加之白日短促，冬夜漫长，老人的心理上往往容易产生寂寞、郁闷、孤独等情绪，生活兴趣低落。所以说冬季做好中老年人的心理调适是非常重要的。

特别提醒

冬天改变情绪的最佳方法就是运动。慢跑、跳舞、滑冰、打球等，是消除冬季烦闷、调养精神的良药。如遇恶劣天气，不能外出，可以读读有兴趣的书，练练书法、绘画，听听音乐、戏曲，都可以活跃人的精神，排除心头不良情绪；也可以漫步于中庭，或清静之处，心情悠然爽朗，襟怀可为之一畅；也可以新老朋友聚会一堂，品茶畅怀。

冬季宜防慢性病

冬季寒冷多变的气候易诱使慢性病复发或加重，如高血压病、支气管哮喘、慢性气管炎、支气管扩张，诱发心肌梗死、中风的发生，使溃疡病、风湿病、甲亢、青光眼等病症加重。寒冷能引起迷走神经兴奋，对患哮喘、过敏性疾病、胆绞痛、有脑出血倾向的患者有不利的影响。因此，冬季要注意防寒保暖，特别是大风降温天气时，要备好急救药品。同时还应重视耐寒锻炼，增强体质，提高御寒能力。调查显示，45岁以上死于呼吸系统疾病者，其死因与前一周的气温、湿度有关，降温时死亡率增加；当气温降至0℃以下并有大雪时，患气管炎患者的死亡率增加3倍之多。

第五篇

中老年人体育运动宜与忌

中老年人的运动原则

随着社会的发展，我国人民的健康水平已大为提高，预期寿命达到 70 岁，较新中国成立前的 35 岁提高了一倍。然而我国老年人虽已长寿但却不健康，往往患有多种疾病和残疾，日常生活活动能力差，生活质量不高。为了响应世界卫生组织（WHO）"健康老龄化"的号召，做好运动养生是实现中老年人健康的主要途径之一。它对提高中老年人的身体素质、健康水平和生活质量，都将发挥重要作用。科学地运动要掌握以下几点原则。

运动应适度

运动养生是指通过锻炼来达到养生延年的目的。而适

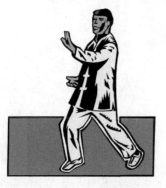

度运动尤为重要，中老年人要注意掌握运动量的大小，尤其是体质较差的人更要注意。运动量太小则达不到锻炼的目的，起不到健身作用；运动量过大则可能超过了机体的耐受程度，反而会使身体因过度疲

劳而受损。若运动后食欲减退，头昏头痛，自觉劳累汗多，精神倦怠，说明运动量过大，超过了机体耐受的限度。那么，运动量怎样掌握才算适度呢？一般来说，以每次锻炼后感觉不到疲劳困乏为适宜。

特别提醒

目前多采用按心率的快慢来判定运动量的大小。方法是：在运动最高潮时测定一下心率，先测出 10 秒钟的心率数，再乘以 6，所得的即是每分钟的心率。180 减去受测者年龄数，所得之差即是锻炼时的合适心率。低于合适心率则要增加运动量，高于合适心率则应减少运动量。

运动贵在坚持

运动养生并非一朝一夕之事，贵在坚持。"流水不腐，户枢不蠹"这句话一方面说明了"动则不衰"的道理，另一方面也强调了持久的重要性。水常流才能不腐，户枢常转才能不被虫蠹。中老年人只有持之以恒、坚持不懈地进行适宜的运动，才能收到养生健身的效果。运动养生不仅是形体的锻炼，也是意志和毅力的锻炼。人贵有志，学贵有恒，做任何事情，要想取得成效，没有恒心是不行的。古人云："冰冻三尺，非一日之寒"，说的就是这个道理。

因此，锻炼身体要经常而不间断，三天打鱼、两天晒网是达不到锻炼目的的。

 运动应有张有弛

运动养生，并非是要持久不停地运动，而是要有劳有逸，有张有弛，才能达到养生的目的。因此，紧张有力的运动，要与放松、调息等休息运动相交替；长时间运动，应注意有适当的休息，否则影响运动效率，使运动不协调，精神不振作，甚至于养生健身不利。另外，为健康而进行的锻炼，应当是轻松愉快的、容易做到的、充满乐趣和丰富多彩的，只有这样人们才愿意坚持实行。即"运动应当在顺乎自然的方式下进行"。在健身方面，引发疲劳和痛苦都是不可取的。

 运动应动静结合

中老年人运动不能因为强调动而忘了静，要动静兼修，动静适宜。运动时，一切顺乎自然，进行自然调息、调心，神态从容，摒弃杂念，神形兼顾，内外俱练，动于外而静于内，动主形而静主养神。这样，在锻炼过程中内练精神，外练形体，使内外和谐，体现出"由动入静""静中有动""以静制动""动静结合"的整体思想。

 运动应因人而异

运动因人而异是运动的基本原则之一。对于中老年人来说，由于肌肉力量减退，神经系统反应变慢，协调能力变差，宜选择动作缓慢柔和、肌肉协调放松、全身能得到活动的运动，像步行、打太极拳、慢跑等。而对于身体强壮的人，可选择运动量大的锻炼项目，如长跑、打篮球、爬山等。另外每个人因工作性质不同，所选择的运动项目亦应有别，如售货员、理发员、厨师要长时间站立，易发生下肢静脉曲张，在运动时不宜多跑多跳，应仰卧抬腿；经常伏案工作者，要选择一些扩胸、伸腰、仰头的运动项目，又由于用眼较多，还应开展望远活动。

运动应有规律

专家经过长期的研究证明，只有规律性的有氧活动（如跑步、走路、游泳、骑自行车、登楼梯等）并配合健康的饮食才是真正能够帮助减肥并保持理想体重的唯一方法。同时，其他的一些研究也显示了规律运动的好处，诸如可延长寿命，控制血压，增强心肺功能，强壮骨骼，增加食欲，帮助睡眠，焕发精神和提高工作效率等。就中老年人而言，每周保持 3 次运动，加上合理地调控运动的时间、节奏、内容，才可以称得上是规律性的运动；对于要减肥的人而言，需要每周 5 次的规律运动；而对于工作紧张或是经常出差的中老年人，每周至少有 1~2 次的规律性运动。为了能够长期地保持规律性的运动，您可以计划一段时期的运动方式和安排，使之有序地进行。一旦规律性的运动成为您的一种基本生活方式，很快您将在生理和心理两方面获得很大的益处。

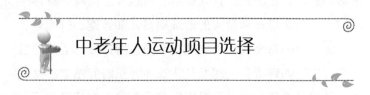

中老年人运动项目选择

不同类型的运动锻炼会有不同的效果。运动项目的选择关系到健身的效果，不适合于自身的运动项目，可能对身体造成伤害，如有心脏病的人就不宜于剧烈的长跑运动。总之，中老年人运动项目的选择应在医生的指导下进行。只有选择了适合自己的运动项目，加之科学的锻炼，才会收到事半功倍的效果。

最宜于步行

世界卫生组织（WHO）提出：最好的运动是步行。因为人是直立行走的，人类的生理与解剖结构最适合步行。科学最新研究表明，适当有效的步行可以明显降低血脂、预防动脉粥样硬化、防止冠心病。步行是健身抗衰老的法宝，是唯一能坚持一生的有效锻炼方法，是一种最安全、最柔和的锻炼方式。步行锻炼有利于精神放松，减少焦虑和压抑的情绪，提高身体免疫力；步行锻炼能使人的心血管系统保持良好的功能，比久坐少动肺活量大，有益于预防或减轻肥胖；步行能促进新陈代谢，增加食欲，有利睡眠；步行锻炼还有利于防治关节炎。步行的运动量不大，宜于大多数老年人践行。当然步行还要适度，以不疲劳为度。

宜于慢跑

慢跑是一项方便灵活的锻炼方法，老幼皆宜，已日益成为人们健身防病的手段之一。跑步能促进代谢，控制体重，而控制体重是保持健康的一条重要要求。因为跑步能促进新陈代谢，消耗大量血糖，减少脂肪存积，故坚持跑步是养生和防治肥胖病的一个有效"药方"。跑步能改善脂质代谢。血清胆固醇脂质过高者，经跑步锻炼后，血脂可下降，从而有助于防治血管硬化。跑步能增强体质，延年益寿。生命在于运动，经常锻炼，身体对外界的适应能力就越强。慢跑应该严格掌握运动量，决定运动量的因素有距离、速度、持续时间、间歇时间、每天练习次数、每周练习天数等。

特别提醒

体弱者开始慢跑时可以先从 50 米开始，然后逐渐增至 100 米、150 米、200 米。速度一般为 100 米 /40 秒 ~100 米 /30 秒。跑的次数：短距离慢跑练习可每天 1 次或隔天 1 次；年龄稍大的可每隔 2~3 天跑 1 次，每次 20~30 分钟。跑步时脚步最好能配合自己的呼吸，以自然舒畅为宜。跑步时，两臂以前后并稍向外摆动比较舒适，上半身稍向前倾，尽量放松全身肌肉，一般以脚尖先着地为好。

宜练健身球

健身球是一种简单的运动器械。其操作方法是：将一副铁球置于掌首，用五指拨动，使之依顺时针或逆时针方向旋转。中医认为本项运动能调和气血，舒筋健骨，强壮内脏，健脑益智。因为人体五指之上布有许多穴位，是几条经络的起止点，而经络则是联系人脑神经和五脏六腑的纽带。常练习者，即可通过这些穴位和经络产生不同程度的刺激，以达到疏通经络、调和气血的目的。此外，由于铁球与手掌皮肤的频繁摩擦，也会因静电及热效应的产生，起到增进血液循环、治疗周身多部位疾病的作用。老年人经常坚持练习健身球，对偏瘫后遗症、颈椎病、肩周炎、冠心病、手指功能障碍等疾病，均有较好的防治疗效。

宜常甩手

甩手是一种十分简易的锻炼方法，对于中老年人、体弱者特别适宜。它有利于活跃人体生理功能，行气活血，疏通经络，从而增强体质，提高机体抗病能力。甩手的作用有：防病强身，治疗慢性病症，如咳嗽、胃肠慢性病、眩晕、失眠等功效。

甩手的方法为：站立姿势，双腿站直，全身肌肉尽量放松，两肩两臂自然下垂，双脚分开与肩同宽，双肩沉松，掌心向内，眼平视前方。按上述姿势站立，全身松静 1~2 分钟后，双臂开始前摆（勿向上甩），以拇指不超过脐部为度（即与身体成 45 度）；返回来，以小指外缘不超过臀部为限或再向后甩。如此来回摆动。甩手时手的姿势大致有三种：一是双手向前摆，摆至前臂与躯体成 45 度角左右收回，收回时不超过躯体的轴线；二是摆回时又向后方甩去，与躯体成 45 度角；三是两手手心都朝前方，同时向前甩，又同时收回，连续甩动，就像钟摆那样，其速度大约为每一个来回 2 秒，即大约每分钟甩 30 次。

🌳 可常爬楼梯

中年人一般工作较忙，难于抽出时间安排锻炼，但中年人上班时可以选择爬楼梯。爬楼梯和爬山相似，这样不但锻炼了身体，而且有助于减肥，确实是好办法。有人调查证实，一星期登 5000 级楼梯者死亡率比不运动者低 1/3。爬楼梯的能量消耗，比静坐多 10 倍，比散步多 3 倍，比步行多 1.7 倍，比打乒乓球多 1.3 倍，比打网球多 1.5 倍，比骑自行车多 1.5 倍。跑 2~3 次 6 层楼梯相当于跑 800~1500 米的运动量。上、下楼还是一种全身运动，运动时下肢肌肉、骨、关节、韧带都能得到较多的锻炼，使肌肉发达，关节灵活，同时使神经系统的反应更灵敏；可使全身血液循环加快，改善心肺功能，促进消化吸收，改善血脂代谢，延缓动脉硬化的发生，并使心脏处于良好的功能状态。

宜练"退步走"

退步走疗法是以向后退步连续进行为主要动作，治疗疾病和健身的一种方法。因为退步走是人体的一种反向运动，所以它消耗能量比散步和慢跑大，对腰臀、腿部肌肉的锻炼效果明显。人身体的躯干部分是略为向前屈的，倒走则正好相反，这样就使腿、臀、腰得到功能性锻炼。腰部病患者，大多是腰肌、臀肌，特别是外旋肌发生劳损所致。而倒走时，每当足跟提起向后迈步时，由于骨盆倾斜方向和向前走正好相反，这样就可使受伤的肌肉得到充分休息，起到康复和保健作用。

特别提醒

退步走疗法为健身疗法，收效较慢，故患者不能心急，只要长期坚持，会收良效。此法可与其他疗法同时进行，如推拿、药疗等，以增强疗效。退步走健身法，不可在公路上进行，以免发生事故。在公园或树林进行锻炼，一定注意周围的树、石头，以免跌倒或撞伤。

宜傍晚散步

傍晚是运动锻炼的大好时光，特别是对那些清晨和白天工作、学习十分繁忙的人来说尤为重要。傍晚进行适当地运动锻炼，既可以健身强体，又利于机体消化吸收。傍晚运动的主要形式为散步，有的地区中老年人在傍晚集体扭秧歌，确实也是一种好方式。傍晚进行运动锻炼的时间可长可短，但一般不要超过1小时，运动强度也不可过大。强度过大的运动会影响胃肠道的消化吸收。同时，傍晚锻炼结束与睡觉的间隔时间要在1小时以上，否则会影响夜间的休息。

中老年人的运动禁忌

运动锻炼具有健身和防治疾病的价值，只要安排恰当，中老年人的许多疾病都可以进行运动调养。对于患有骨和关节损伤及其后遗功能障碍、颈椎病、肩关节周围炎、腰腿痛、高血压病、动脉硬化、冠心病、慢性支气管炎、溃疡病、习惯性便秘、糖尿病、肥胖病、瘫痪、神经衰弱和手术后的患者，运动锻炼是重要的辅助治疗手段。

疾病时的运动禁忌

中老年人生病或感到不舒服的时候不要运动，过多的运动会使病情恶化。如果出现以下症状：发热、咽喉痛、咳嗽、咳痰、排尿疼痛、肌肉和关节疼痛，应暂停运动数天。运动时发生心绞痛或心律不齐，胸痛或胸闷，手臂、脖子或下巴疼痛，头晕或眩晕，心悸，恶心，视物模糊，气促，软弱无力应立即停止运动。任何原因引起的体温升高，心、肺、肝、肾、胃等内脏疾病的急性阶段，有出血倾向的疾病（如肺结核咯血及消化道出血等），急性软组织损伤或骨折未愈合等的患者绝对不能进行运动锻炼。

忌空腹晨练

对于老年人来说，空腹晨练实在是一种潜在的危险。在经过一夜的睡眠之后，腹中已空，不进食就进行 1~2 小时的锻炼，热量不足，再加上体力的消耗，会使大脑供血不足，哪怕只是短暂的时间也会让人产生不舒服的感觉。最常见的症状就是头晕，严重的会感到心慌、腿软、站立不稳；心脏原本有毛病的老年人会突然摔倒，甚至猝死。老年人的运动项目一般都不剧烈，晨练前少量进食不会有什么麻烦，且多数老年人时间充裕，简单吃一些食物不会耽误太多时间。另外，晨练最好待太阳升起之后开始，这样才是最卫生和最安全的锻炼。对于胃部常有不适的老年人，晨练前适量进食是一种好的保健方法。

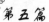
忌雾天锻炼

有些中老年人锻炼身体很有毅力，不论什么天气，从不间断。其实，有毅力是好事，但天天坚持也未必正确，比如雾天锻炼就得不偿失。雾天，污染物与空气中的水汽结合成雾气，变得不易扩散与沉降，这使得污染物大部分聚集在人们经常活动的高度。而且，一些有害物质与水汽结合，毒性会变得更大，如二氧化硫变成硫酸或亚硫化物，氯气水解为氯化氢或次氯酸，氟化物水解为氟化氢。因此，雾天空气的污染比平时要严重得多。还有一个原因就是组成雾核的颗粒很容易被人吸入，并容易在人体呼吸道内滞留，而锻炼身体时吸入空气的量比平时多很多，这更加加剧了有害物质对人体的损害程度。总之，雾天锻炼身体，弊大于利。因此，雾天不宜锻炼身体。

运动应选合适的时间

运动锻炼要讲究科学，一些常规的运动习惯不一定科学。比如人们习惯于清晨运动，但早晨冠状动脉张力高，交感神经兴奋性也较高，无痛性心肌缺血、心绞痛、急性心肌梗死发作以及发病猝死也多在早晨 6 时至中午 12 时，因此应

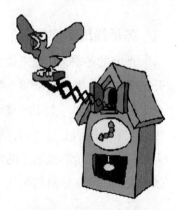

尽量选择下午或晚上活动为妥。如在清晨健身，运动量应尽量小一些。另外，中国常说的一句古话"饭后百步走，活到九十九"被当做老年人健身格言。其实，饭后百步走并不科学，宜慎重行事。从现代医学观点看，不宜提倡老年人饭后百步走，因为吃饭特别是吃饱饭对于有心血管疾病者，是一种负荷，对老年人更是如此。

特别提醒

科学研究证明，在餐后 60 分钟血压由 139mmHg 下降到 129mmHg，而心率上升 15 次/分钟，中度运动后，有些人出现了体位性低血压，说明餐后运动对心血管系统有明显的负面作用。因此老年人应该避免在餐后特别是饱餐后两个小时内进行运动锻炼。

冬季晨练不宜早

严寒的冬季，一般来说，太阳出来半个小时后，寒冷才开始缓解。科学研究证实，冬季清晨地面空气中氧的含量是全天最低的时候。太阳出来后，随着绿色植物的光合作用，吸碳吐氧，地面上空气的含氧量方得以逐步增加，才有利于人们的呼吸。清晨地面上的空气污染也最重，如工业排放出来的废气、汽车排放的尾气，还有人和动物排放的二氧化碳等。上述有毒有害气体，因受夜间温度的下降而沉降于地的表面，只有待太阳出来，地表温度升高后，才得以升向高空散去。老年人抗寒、抗毒害能力日益下降，冬季晨练"必待日光"，赶迟不赶早。早晨起床后，先喝杯白开水，然后在室内走动走动，活络一下关节、肌肉，为晨练做准备，待太阳升起半小时后再外出晨练；同时，吃点如面包、豆浆、牛奶、饼干之类流质或半流质食物，避免空腹锻炼。动则生阳，静则生阴。冬季里运动宜迟不宜早，但最忌拥衾长卧。应常在阳光下运动，如打太极拳、五禽戏等。

特别提醒

下午进行一定强度的运动锻炼，不仅可以增强体质，而且可使心身得到调整。下午进行运动锻炼时，运动强度可大一些，老年人可打门球、跑步等。对心血管病患者来说，下午运动最安全。医学研究表明，心血管的发病率和心肌劳损的发生率均在上午 6~12 时最高，所以，为了避免这一"危险"时辰，运动医学工作者认为，心血管病患者的适宜锻炼时间应在下午。

运动忌憋气

老年人多有肺气肿、心肺功能减退，憋气用力时，会因肺泡破裂而发生气胸。憋气也会加重心脏负担，引起胸闷、心悸。憋气时因胸腔的压力增高，回心血量减少引起脑供血不足，易发生头晕目眩甚至昏厥。憋气之后，回心血量骤然增加，血压升高，易发生脑血管意外。因此像举重、拔河、硬气功、引体向上等这些须憋气的运动项目，老年人不宜进行。

中老年人运动准备宜与忌

运动锻炼前进行充分的准备活动对于运动锻炼者来说是非常重要的。有些运动爱好者就是由于不重视锻炼前的准备活动而导致各种运动疾病，发生意外不仅影响锻炼效果，而且影响锻炼兴趣，对运动产生畏惧感。因此，每个运动者在每次锻炼前都必须做好相应的准备。

应制订运动处方

所谓运动处方，可以概括为："根据医学检查资料，按其健康、体力以及心血管功能状况，结合生活环境条件和运动爱好等个人特点，用处方的形式规定适当的运动种类、强度时间和频率，并指出运动中的注意事项，以便有计划地进行经常性锻炼，达到健身或治病的目的。"运动处方是由世界卫生组织（WHO）提出并得到国际公认的一种健身规定，是指导人们有目的、有计划地进行科学运动锻炼的重要手段。运动处方一般分为治疗性、预防性和健身健美性三种。其中，治疗性运动处方最好由专业医师或体疗师帮您制订；后两种的主要目的是增强体质、预防疾病、提高健康水平和运动能力，中老年人可以根据自身的体质和健康状况自行设计。

运动前宜热身

锻炼前的热身有利于心血管系统及肌关节系统，因而有益于健康。因为有效的热身能使体温上升，通过由低强度渐渐过渡到高强度的过程，身体才会有充足的时间为消耗更多的体力做好充分的准备。热身能帮助防止偶发的非正常心率；有利于渐渐地加快血液流经心脏的速度，以适应较高心率时的需要，因为运动的心脏需要充分的氧气和营养。很多人轻率地认定，做不做热身运动无关紧要，这是错误的。尚未运动开的肌肉很容易扭伤，因为它还没有做好充分的准备以承受突然性的大动作。任何热身动作都可以提高肌肉的适应性，使关节变得灵活易动。中老年人最好的热身办法是轻松慢走一会儿，从适当的速度开始，5~10分钟后再慢慢加速。

中老年人运动过程宜与忌

人与人之间都有年龄、性别、遗传以及运动基础、运动习惯等一系列因素的差异，因而每一个人的运动能力都不同，所以中老年人运动，一是要因人而异，二是要符合中老年人的生理、解剖特点，否则会造成对人体的伤害。造成的伤害有两种表现形式，一种是当时就会产生的即时运动性损伤，如疼痛；另一种是对心脏等部位造成的潜在性伤害。所以中老年人健身应以安全、健康为原则，在健身过程中了解中老年人运动的宜与忌。

忌运动强度过大

为了延缓肌肉的衰老过程，老年人应进行适当的运动锻炼，但运动锻炼时不要进行强度过大的练习，不要做跳跃等震动较大的活动，以防止发生骨折等损伤。在进行力量型运动练习时，切不可进行大负荷运动，这样不仅对发展肌肉力量不利，而且容易造成肌肉损伤。对于中老年人来说，小负荷练习就足以提高运动系统的功能。对于中老年人来说，突然进行任何不习惯的动作或长时间过多地重复任何一种动作，都是不利于健康的。

应防运动损伤

中老年人运动不宜做急剧的低头、弯腰、踢腿、大甩臂、跳跃等动作。急剧的低头、弯腰、头颈环绕动作，以及跳跃动作，对身体肥胖、高血压病、动脉硬化、内脏下垂和慢性腰痛者更不适宜。生活中常可见到有的中老年人运动时急剧地低头、弯腰，造成了运动损伤。特别是在毫无准备的情况下，如果完成一个突然的不习惯的动作时，最容易引起肌肉、韧带等软组织的损伤。

忌从事竞技运动

中老年人不宜从事竞技运动，因其可造成血管的紧张度增高，血压升高，心肌缺血，以及其他器官的损害。因此，缺乏长年坚持运动锻炼基础的中老年人，最好不要参加竞技运动。特别是某些人的心血管系统早已发生微小的病理变化，只是尚未察觉，当感觉到的时候，心血管的病变已经具有一定的严重性，而竞技运动往往可以诱发这类疾病的发生。

中老年人运动后恢复宜与忌

运动的目的是为了强身健体，运动后的保健是科学运动的重要组成部分。只有掌握并了解运动后的一些保健须知，才能做到科学强身，加快体力恢复。运动后有多种保健方式与方法，对这些方式方法的掌握，是健康的必要保证。

 ## 不要立即坐地休息

有些中老年人习惯于在进行运动锻炼后坐在地上，或是直接躺下来休息，认为这样可以加速疲劳的消除。其实，这样不仅不能尽快地恢复身体功能，而且会对身体产生不良影响。人体在进行运动时，心血管功能活动加强，骨骼肌等外周毛细血管开放，骨骼肌血流量增加，以适应身体功能的需要；而运动时骨骼肌的节律性收缩，又可以对血管产生挤压作用，促进静脉血回流。当人体在停止运动后，如果停下来不动，或是坐下来休息，静脉血管失去了骨骼肌的节律性收缩作用，血液会由于受重力作用滞留在下肢静脉血管中，导致回心血量减少，心输出量下降，造成一时性脑缺血，出现头晕、眼前发黑等一系列症状，严重者会造成休克。因此，对于中老年运动锻炼者来说，运动锻炼后应做一些整理活动，这样，一方面可以避免头晕等症状的发生，另一方面还可以改善血液循环，尽快消除疲劳，提高锻炼效果。

忌忽视整理活动

（1）中老年人在任何形式的运动后都应该做一些放松

跑、放松走等形式的下肢运动，促进下肢静脉血的回流，防止运动锻炼后心输出量的过度下降。

（2）中老年人可通过"转移性活动"，加速疲劳的消除。所谓转移性活动是指在下肢活动后，进行上肢性整理活动，右臂活动后做左臂的整理活动，通过这种积极性休息使身体功能尽快恢复。大量研究已经证实转移性活动确实可起到加速消除疲劳的作用。

（3）中老年人整理活动的量不要过大，否则又会引起新的疲劳。在进行整理活动时，应当有一种心情舒畅、精神愉快的感觉。如果运动锻炼本身的运动量不大，如散步等，就没有必要进行整理活动。

（4）中老年人进行较大强度的运动锻炼后，应当进行全身性整理活动。必要时，锻炼者之间可进行相互间的整理活动和放松活动。

忌即刻进食

运动时胃肠道的血管收缩，血流量减少，消化能力下降，这种作用要在运动结束后逐渐恢复。如果在运动后立即进食，由于胃肠的血流减少，蠕动减弱，消化液分泌减少，进入胃内的食物无法及时消化吸收，潴留在胃中容易牵拉胃黏膜造成胃痉挛。所以运动后忌即刻进食。

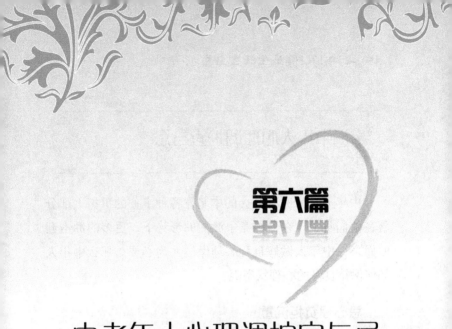

第六篇

中老年人心理调护宜与忌

中年人心理调护宜与忌

中年人是家庭和社会的中坚，各种事务的重担大部分落在他们身上。在目前竞争激烈的形势下，更多的冲击迎面而来，中年人做好自我心理保健尤为必要。那么中年人如何保持良好的心理状态呢？

 忌心理负担沉重

中年时期是身心负担最为沉重的时期，往往集诸多矛盾于一身。从家庭看，中年人上有老、下有小，要处理父母、夫妻、子女等诸多关系，要担负繁重的家务和教育子女的工作。从工作看，任务与责任加重，原来的同事、同学，在职务上相互间可能出现了差距；有的还得担心"下岗""分流"。诸事劳形，万事累心，特别是那些"形志均苦"者，身心负担极重，难于摄养，未老先衰。如果思想情绪长期处于紧张、焦虑、忧郁或压抑的状态，必然影响到心身健康，从而导致心身疾病、心理病态以及神经官能症和精神病发病率的增高。

应正确认识主客观条件

中年时期是人的黄金时代，积累了丰富的工作和生活经验，知识面得到了拓展，是实现理想抱负的好时期。然而自身条件虽成熟，也不能忽视客观条件的限制。面对现实，通过努力能实现的决不气馁，没有条件的要等待时机创造条件，这样遇到挫折也能保持平衡的心态。中年时期也是同龄人社会地位、经济收入悬殊较大的阶段，中年人应以坦然豁达的心理面对这一切，正确认识别人的长处及有利的主客观条件，避免产生嫉妒和自卑心理。社会是纷繁复杂的，差距有时是由人为的不平等因素造成的，无须让叹天忧己的情绪困扰自己，应以踏实的工作、广泛的兴趣和开阔的胸怀来充实生活，取代不良情绪。

应劳逸结合

中年人在单位是顶梁柱，工作丝毫不能松懈；回到家中既要照顾年老体弱的父母，又不能放松对孩子的教育引导，还有日复一日的繁杂家务。对工作与家务，应统筹安排，而且劳逸结合，不要忽视娱乐活动。娱乐既是一种积极的休息方式，又能消除疲劳，维持良好的心境。劳逸不当造成早逝的例子，不胜枚举，如著名数学家陈景润过早离开了人间，著名作家路遥英年早逝。因此中年人一定不要把紧迫感变成紧张感，应保持生活的节奏感，有劳有逸，有张有弛，以防早衰和早逝。

宜善于用脑

中年人宜借助适当的学习和训练手段，保持健康的情绪和心理上的平衡，增进心身健康。要善于用脑，用正确的思维方法和工作方法来指导工作和处理好各种矛盾，不要操之过急；不要让一些无谓的烦恼来加重大脑的负担，让大脑的工作和休息符合规律；积极投身于现实的各项社会活动，保持良好的业余爱好，可以分散、转移或取代消极情绪。

应改掉不良的心态

中年阶段性格虽已定型，但仍存在着可塑性。良好的性格应保持和巩固，不良的心态要加以克服。要去掉虚荣、嫉妒、冲动，培养踏实、克制、有涵养的心态；要改变软弱、孤僻、过分内向的个性，培养勇敢、坚韧、乐观、开朗的性格，以减少心理矛盾冲突，提高对社会环境的适应能力。

老年人宜提倡的心理修养

老年人心理修养的方法多种多样，但其基本原则主要有以下几个方面。老年人只有在日常生活中遵循以下原则，心理修养才可达到理想的境地，取得良好的成果。

宜心存善良

有人将善良称为心理修养的营养素。心存善良，就会

 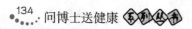

以他人之乐为乐，乐于扶贫帮困，心中就常有欣慰之感。心存善良，就会与人为善，乐于友好相处，心中就常有愉悦之感。心存善良，就会光明磊落，乐于对人敞开心扉，心中就常有轻松之感。总之，心存善良的人，会始终保持泰然自若的心理状态，这种心理状态能把血液的流量和神经细胞的兴奋度调至最佳状态，从而提高了机体的抗病能力。所以，善良是心理修养不可缺少的原则之一。

宜心存宽容

宽容是一种良好的心理品质。它不仅包含着理解和原谅，更显示着气度和胸襟、坚强和力量，有人将宽容称为心理修养的调节阀。人在社会交往中，吃亏、被误解、受委屈的事总是不可避免地要发生。面对这些，最明智的选择是学会宽容。一个不会宽容，只知苛求别人的人，其心理往往处于紧张状态，从而导致神经兴奋、血管收缩、血压升高，使心理、生理进入恶性循环。学会宽容就会严于律己，宽以待人，这就等于给自己的心理安上了调节阀。

宜心情乐观

乐观是一种积极向上的性格和心境，有人将乐观称为心理的不老丹。它可以激发人的活力和潜力，解决矛盾，逾越困难。而悲观则是一种消极的性格和心境，它使人悲伤、烦恼、痛苦，在困难面前一筹莫展，影响身心健康。人生有了乐观的情绪，才会拥有健康与幸福，否则即使家财万贯，也会身心疲惫，万事愁心。

宜淡泊人生

淡泊即恬淡寡欲，不追求名利。有人将淡泊人生称为心理的免疫增强剂。有人说"无求便是安心法""人到无求品自高"，这说明淡泊是一种崇高的境界和心态，是对人生追求在深层次上的定位。有了淡泊的心态，就不会在世俗中随波逐流，追逐名利；就不会对身外之物得而大喜，失而大悲；就不会对世事他人牢骚满腹，攀比嫉妒。淡泊的心态使人始终处于平和的状态，保持一颗平常心，一切有损于身心健康的因素，都将被击退；有了一颗淡泊之心，就没有过不去的桥，过不去的事。

老年人应忌的不良心理

不少老年人从工作岗位上退休回家后，无所事事，闲得无聊，于是整日心事重重；而一旦遇到一些不如意的小事后，不良心理状态便"一触即发"。而良好的心理状态可提高免疫力，增强抗病能力。老年人要保持好的心境，就要戒除以下不良心理。

🌳 不宜多怀旧而感失落

人老恋旧事。有些老年人很喜欢在别人面前，尤其是在年轻人或儿孙后辈面前谈论自己年轻时的事情。他们常以"长者"的姿态，叙述自己成功的经验和痛苦的遭遇，以自己的切身体会来教育后代，这是值得倡导的；在同龄人中回忆往事，在相似的经历中，形成相互感情的共鸣，引为知己，亦无可非议。但如果总喜欢在别人面前"卖老"，炫耀自己过去的光荣经历和事迹，求得一种心理上的满足，填补现实生活中的空虚。这种过分怀念、迷恋往事的现象，把个人的精神生活从现实推回到过去，是一种心理上的"反刍"，倘若由此反映出对现实的失落与无奈而怨天尤人，则对健康有害无益。

🐛特别提醒

老来怀旧，是老年人常有的一种心理。如果它使老年人陷入一种消极的、不健康的心理状态，则是一种负性心理。老人如果终日生活在对往昔的这种怀念之中，甚至叹息伤感，则势必会增加老年人本已难免的寂寞感、孤独感，进而产生忧郁情绪。这种消极心理状态，会增加大脑的负担，容易引起心理疲劳，出现不舒服的感觉，还可导致大脑功能或神经系统的功能紊乱，出现焦虑、忧郁、自卑的情绪，以致丧失对晚年生活的信心与勇气。

🌳 忌情感失落

有的老年人离退休后无所事事，想的多是别人对自己没有充分的关注，始终不能从以自我为中心的状态中走出，经常有一种自我愿望或打算落空的遗憾。这些不顺的情结，皆会使人产生一种失落感。老来失伴，挚友作古，皆是老人之大不幸。但有的老年人悲伤过度，常常想起这些不愉快的事情，这种对往事的回忆易伤身损志。"哀莫大于心死"，精神崩溃往往是身体衰败的前奏。由此看来，老来伤感，是老年养生之大忌，须时刻提防之。人生总有不如意，生老病死是自然的，过去的成就属于过去，如果老年人能做到处世超脱，闲中求乐，一定会有健康幸福的晚年。

🌳 忌性情不稳

老年人大多性情不稳定，情绪复杂多变，或急躁易怒，或淡漠，或忧郁悲伤，或失神痴呆。长年累月的工作习惯与生活习惯，使老年人善于固守以往的习惯、经验，故亦有老成世故，或固执任性而量窄。垂暮感、意志消沉也是老年人常见的心理，如果老年丧偶，子女又不体谅，再加疾病缠身，则更容易悲观失望而生垂暮之感。这些都是身体健康之所忌，伤神损身。

🌳 忌自生孤独

老年人或因体弱多病，或因经济、家庭、社会地位的变迁而社会交往日益减小，或因子女离家，易产生孤独之感。孤独会给人带来精神上的空虚和痛苦，进而影响到中枢神经系统的正常功能，使神经、体液的调节失去平衡，免疫系统的功能下降。随着机体内"防线"的崩溃，病邪的入侵也就有了可乘之机。

忌性格变化

心理学家认为，老年人的性格更容易受疾病、心理和社会因素的影响。老年人由于退休，性格易变得暴躁、易怒、情绪低落、忧郁、焦虑不安、孤僻、古怪，甚至不近人情。很多人在度过更年期后，情绪逐渐趋向稳定，但是焦虑不安常常难以消失，一直持续到老年期。有的老年人敏感多疑，常把听错、看错的事当作对他的伤害而感到伤心不已。老年人的性格易由外向转为内向，深居简出，懒于交际。有的老年人易产生自卑感，觉得自己老了，不中用了，自卑情绪也就随之而来，兴趣爱好减少，产生衰老感和死亡感。这些变化与生理上的变化相辅相成，遂使身体一天天地衰退。因此老年人要调节自己的心理，防止产生性格的不良变化。

忌固执己见

人的个性心理特点是在社会实践中形成的。长年累月的生活习惯与工作习惯，决定了老年人的习惯心理很顽固，固执己见是相当多老年人的明显心理特点。老年人与青年人和中年人相比，更显得个性化。例如，顽固地坚持自己的观点和习惯，不赞成别人的意见和看法。老年人应看到自己的这一弱点，同时晚辈们也应理解他们，少与老人争辩抬杠。

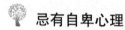

忌有自卑心理

有自卑感的老年人，在社会交往中办事无主见，习惯于随声附和，这种心态如不改变，久而久之，有可能逐渐磨损人的胆识、魅力和独特个性。有自卑感，觉得自己处处不及旁人，在人前仿佛矮三分，猜想别人会嘲笑自己，于是不敢见人，不愿和人交谈，不喜欢和人共事，最终脾气越来越古怪孤僻。老年人应从这种状态解脱出来，对自身有更客观的认识。

忌孤傲急躁

过于自信或自卑走到极端，便会出现自高，成为傲慢，处处自以为是，目空一切，致使周围的人对他敬而远之，他却自鸣得意。他们常常以辉煌的过去作为话题，但对于未来情况因没有肯定的把握，反而变得得过且过，在众多的情况下表现出沮丧、焦虑和不满。有的老年人有了自卑和自高，伴随而来的是暴躁情绪，动不动就发脾气，脸红脖子粗，或吵，或闹，甚至骂人，打人，砸坏家具，由此在心理上得到一种莫名其妙的满足。处于此状况的老年人应学会冷静地看待自己与别人，多超脱些。

忌有逆反心理

有的老年人因为对事或对人抱有成见，所以对一些事情，不管是非曲直，你说好他偏说坏，你说一他偏说二。这种不顾客观是非的心理，常使他人反感和厌恶。人类已有的知识、经验以及思维方式等，需要不断地更新，因逆反产生的排他心理则恰好忽视了这一点，它表现为抱残守缺，拒绝拓展思维，使人们只在自我封闭的狭小空间内兜圈子。对此，老年人要常读书看报，了解更多的情况，以客观分析周围事物，对自己的认识多问个问号，多探究一下。

忌有利己心理

有的人认为交朋友的目的就是为了"互相利用"，因此他们只结交对自己有用、能给自己带来好处的人，而且常常是"过河拆桥"。这种心理会使自己的人格受到损害。这种交往方式只是在做表面文章，因而常常得不到真正的友谊和朋友。老年人的这种心态往往是从年轻时期"沿袭"下来的。其实，在多做自我剖析后，随着年龄的再增长，会逐渐地淡化这种心态。

中老年人宜选的娱乐项目

中老年人的娱乐是一种十分有益的心理调护活动，要本着自愿参加的原则，展开这一活动。若是其不感兴趣甚至厌恶的娱乐，则会适得其反。另外，娱乐内容应健康、活泼、积极向上，切不可搞一些低下的活动。以下活动若应用得当，长期坚持，必有益处。

 宜于爬山览水

"人老先从脚上老"。人脚有劲，能跑能跳能走，就不易衰老。人们都希望自己晚年活得健康快乐，而经常爬山览水，登高远眺，不仅可展示晚年的风采，还可强身健体。爬山要一步一步往上爬，要一个阶梯一个阶梯移步；爬上去后，还要一步一步走下来，确实很艰苦。可是，当你爬到山顶，当你征服一座又一座山峰时，你会感到无比的兴奋、

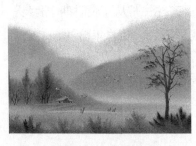

快乐和满足。中老年人如果需要锻炼体魄，那么爬山览水的效果尤为好。另外爬山览水对练脚劲和心肺功能，要比长跑和游泳似乎更有效。

特别提醒

爬山览水，属于一种耗氧量很大的运动，一定要有个适应的过程。在爬山览水的过程中要注意自我的感觉，如果觉得胸闷，不舒服，或是运动后夜间失眠等，就说明运动过度了，应该暂停这一活动。另外，50岁以上女性及40岁以上男性都属于冠心病的多发人群，应该先对自身进行检测，切勿贸然行之。患有高血压病、冠心病特别是慢性冠脉供血不足的人是不适宜爬山览水的。

爬山应防关节损伤

赵师傅今年60岁，因心脏有早搏，想通过登山来调养。刚开始登山时，就有膝盖疼痛的问题，最痛时需要一拐一扶地下台阶，但为了祛除"早搏"，腿再痛也一直坚持着。终于有一天，她的腿"肿得老大"，只好停下来。

事实上像赵师傅这样的问题不在少数。运动医学专家说，登山虽好，虽有百益却也有一弊，即中老年人爬山后膝关节会肿痛。上下山时，膝关节疼痛或疼痛加重极为常见，因为此时膝关节的屈度增加，使股骨与髌骨、胫骨间的撞击和压力增大，这种情况在下山时更明显。几乎所有中老年登山爱好者都有过类似的症状，但少有人在意过。这位赵师傅就是由于坚持爬山而使关节疼痛加重的。一般而言，对此应找骨科医生进行检诊，针对发病的原因进行治疗，并制订相应的运动处方，尽量在合理的运动中减少损伤，并通过休息和理疗，使其复原。

宜于垂钓

垂钓是一种行之有效的自我精神疗法。水边河畔，空气中负离子多，可使人心旷神怡。垂钓时端然静坐，使人心平气和，思想集中，对健康大有裨益。垂钓何以能疗疾呢？首先在垂钓之处，草木葱茏，可散发出氧气、负离子、杀菌素和芳香物质，有益大脑健康，增强记忆力；对哮喘、肺气肿、高血压病、失眠、消化性溃疡等身心病症也有很好的治疗作用。此外，静心等候，类似于气功中的静坐，可使气血阴阳归于平衡。而当鱼儿欲上钩时，全神贯注，凝神静气，严阵以待，一旦鱼儿上钩，欢快轻松之情溢于言表，从而达到内无思虑之患、外无形疲之忧的养生境界。此种境界能冲淡人们精神上的忧虑，人们处于这种精神状态中，必然有利于疾病的医治和病情的好转。

宜于舞蹈娱乐

舞蹈是有节奏的全身运动，具有疏筋活络、流通气血、滑利关节、改善机体功能等作用。优美潇洒、千姿百态的舞姿及伴奏乐曲，或其中表现出的"舞蹈语言"和情调，不但令跳舞的人心情舒畅，而且可使观舞者精神愉悦。跳舞多在音乐伴奏下进行，音乐与舞蹈的结合，其功效不仅仅是两者的简单叠加，而且往往具有更广泛的整体效应。跳舞作为一种深受中老年人喜爱的活动方式，可以独舞，也可双人舞或集体舞等，但应多采取轻歌曼舞的方式，一般要有音乐伴奏，即使无音乐亦须按一定的节奏动作。然而需要指出，凡心脏病患者及年迈体衰者，舞蹈运动时间不宜过长，更不能进行过于剧烈的舞蹈活动。在一个疗程中，舞蹈活动或观赏舞蹈的内容可在同类范围内经常变换，以免单调乏味，但适合个人需要的原则不变。

特别提醒

跳舞作为运动疗法可治疗一些慢性肢体关节疾病，如肩周炎、风湿性关节炎及类风湿关节炎、脊椎增生、某些程度较轻的中风后遗症、肢体活动不利以及手足麻木酸痛等。但须根据每个人的爱好等选择合适的舞蹈内容，以舞者喜欢、易学易行并适合病情及个人体质状况等为原则，不必追求舞蹈的艺术性，仅以愈病康健为目的。一般每日1次，每次1小时左右，1个月为一个疗程，视病情需要进行1~3个疗程。

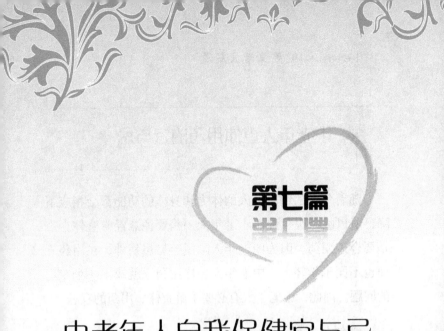

第七篇

中老年人自我保健宜与忌

中老年人查体用药的宜与忌

随着年龄的增长，人的体力和身体的功能都会相应下降，所以临床医生强调中老年人一是要注意经常查体，二是要合理用药。因为中老年人除了容易患病外，在用药方面也不同于年轻人，中老年人怎样用药也就成了一个专门的问题。因此，中老年人有必要了解查体、用药的宜忌。

宜每年查体

疾病是每个人都避不开的，所不同者只在于轻重而已，早期发现、早期治疗是非常重要的。在平日，中老年人应当多学点医学知识，尤其如何自查疾病的知识，发现不适时要及早求教医生。中老年人力争每年检查一次身体，以防微杜渐。对已查明患了慢性疾病的中老年人，有两点忠告：一不要按广告吃药，应按医嘱服药；二不要人云亦云，道听途说，盲目服药。新药的临床验证时间较短，还是以少用为妙。查出来病后，不要惊惶失措，要采取科学的态度与方法，在医生的指导下，进行治疗和调养。

老年人慎用清热类中药

老年人应慎用清热类中药，这是中医专家们的一再告诚。对身体强壮的成年人来说，适量服用清热药物，并无大害。但对老年人来说，不适宜地服用清热药物，害处不浅。进入老年期的人，大多气虚血弱，各种生理功能呈进行性衰退。中医认为，老年人阳气虚弱者最为常见，人体阳气的充足与否，与其能否健康长寿关系密切。而清热药易伤老年人阳气，所以当需服清热药所治的症状基本消除时，应停药调养，免致"矫枉过正"，出现新的病症。

老年人忌滥用镇痛药

老年人因骨关节的退行性病变，易患腰腿痛、背痛、关节痛，故长期服用镇痛药如去痛片、消炎痛等已成习惯。实际上，长期服用该类药物，害多利少，不宜提倡。如老年人使用镇痛药量大或用药时间间隔过短，可因此引起粒细胞减少、肾损害、血红蛋白变性和严重过敏反应；消炎痛有时还可引起胃肠出血及运动系统方面病变等毒副反应，必须引起注意。因此，老年人服用镇痛药应严格把握剂量，适时据情处理。

忌大量服泻药

老年人因食物过于精细，较少粗纤维，且进食进水均减少，生理上肠蠕动缓慢、直肠肌肉萎缩、张力减退，或因精神紧张、疾病等因素致使粪便在肠道内产生硬结，停留时间较长，从而较易发生便秘。老年人若长期服用泻药，如液体石蜡等，可引起脂溶性维生素 A、维生素 D、维生素 E、维生素 K 的缺乏，影响钙、磷的吸收，造成相关的缺乏症。为此，老年人便秘，不宜长期服用泻药，宜调整膳食，加强锻炼，养成定时排便习惯，必要时可应用开塞露等药物治疗，以减轻患者的痛苦。

忌随便服用安眠药

中老年人，尤其是老年人因入睡时间延长，熟睡时间缩短，睡眠亦浅，极易早醒。倘若属于生理性的，不必焦虑。但因各种原因，如精神紧张、气候变化、疾病因素等影响睡眠时，则可服用镇静药、安眠药进行必要的治疗。老年人因对这些药的分解排泄变慢，长期应用可形成依赖性，所以不可滥用，只可偶尔短期应用，且宜减少用量。必须长期服用时，宜不断更换用药品种，以防止形成药物依赖性。

忌滥用抗生素

抗生素一般只对细菌性感染有效，而对病毒感染无效；即使是细菌性感染，也不是所有抗生素均对之有效，故不可滥用。人随着年龄的增长，身体各系统功能都有不同程度地减退，加上微生物的抗药性明显增强，因此所用剂量远比过去大得多。如果常用抗生素，且用药不当，可造成不良反应。如青霉素类药物，常用者有青霉素 G 钠盐及青霉素 G 钾盐两种。大量应用青霉素 G 钠盐，会因肾功能减退而加重心脏负担，促进或加重心力衰竭；对肾功能不全的患者大量应用青霉素 G 钾盐，则会引起高血钾症，严重时可致心搏骤停。常用红霉素容易出现肝脏损害。氯霉素所致再生障碍性贫血，随年龄增长而发病率明显增高。以上资料充分说明，中老年人使用抗生素必须特别小心谨慎。

中老年人药物进补宜与忌

药物进补与消除疲劳、维护健康有紧密的关系。药物进补对现代人保健极为重要，因为随着市场竞争的加剧，亚健康、慢性疲劳综合征成为一种非常常见的现象。慢性疲劳综合征可以分为疾病性疲劳和非疾病性疲劳两种类型，一般来说只要是非疾病性疲劳都可以借由睡眠、运动、娱乐等来消除症状；而疾病性的疲劳只有通过药物进补才能消除症状。亚健康也是同样，有时只有使用一些养生保健的药物才能使人的亚健康状态得到迅速恢复。但在使用这些药物时还应有所宜忌。

忌滥用药补

中老年人用药补时一忌胡乱进补，虚实不分。中医的治疗原则是虚者补之，不是虚症患者不宜用补药。虚病又有阴虚、阳虚、气虚、气血虚之分。对症服药才能补益身体，否则适得其反，会伤害身体。二忌慕名进补，认为价格越高的药物越能补益身体。人参价格高，又是补药中的圣药，所以服用的人就多。其实滥服人参会导致过度兴奋，烦躁激动，血压升高及鼻孔流血。三忌进补太杂。有人认为多多益善，不加选择。殊不知任何补药服用过量都有害。因此，进补要适量。四是禁忌以药代食。有的中老年人不知药补不如食补的道理，其实重药物轻食物是不科学的。药补不如食补是千百年饮食养生的总结。

🌳 人参进补宜忌

人参因产地不同，功效也不同。吉林参与高丽参性偏温，适用于年高体虚、阳气不足的老年人；吉林白参、白参须性质平和，宜于气虚乏力、声短懒言、动则汗出的患者。进补吉林白参、白参须，宜选用隔水炖服的方法，用小火蒸炖 1 小时左右，稍冷服用。野山参指未经人工栽培的野生人参，这种人参生长年限比较长，补益作用较强，可广泛适用于神疲乏力、少气懒言、食欲不振、失眠健忘等一切虚证。另外，在服用人参的同时，不应吃萝卜、绿豆、螃蟹，也不宜饮茶；如发生感冒发热等疾病，应暂停用药；还应注意保护脾胃，若服用不当，会产生腹满纳呆等副作用，影响疗效。

🌳 西洋参进补宜忌

西洋参是一种补气、养阴的中药，它和人参的作用是不一样的。西洋参虽能补气助阳，但其作用远不如人参，不过西洋参在补气的同时能滋阴、生津，适用于久病阴阳两虚的患者，常用于治疗肺阴不足而引起的咳嗽、咯血、盗汗、烦渴、气少、津液不足、骨蒸劳热或久病体内生虚热、津液耗损过多等病症。在临床上常用于治疗肺结核、肠结核、伤寒以及慢性消耗性疾病，如慢性肝炎、慢性肾炎、肾上腺皮质功能不全、红斑性狼疮、再生障碍性贫血、白血病以及其他恶性肿瘤所致的过度虚弱及津液耗损等症。西洋参可单独应用，也可与其他补益药配伍应用，均能收到良好的治疗效果；也可将西洋参与食品配伍，制成保健食品，以起到一定的食疗的作用。

🌳 冬虫夏草进补宜忌

冬虫夏草具有养肺阴、补肾阳的功效，为平补阴阳之品。病后体虚不复、自汗畏寒等，可以用冬虫夏草同鸭、鸡、猪肉等炖服，有补虚扶弱之效。冬虫夏草具有强身延年，耐缺氧，降血脂，抗菌解毒，镇静安神，调节免疫，平喘祛痰，抗癌，增强心血管、血液、肝、肾功能等作用，常用于治疗老年虚症、痰饮喘嗽、自汗盗汗、阳痿遗精、腰膝酸痛、病后久虚等症。更为重要的是，人们发现冬虫夏草既对疾病性疲劳起到了治疗作用，同时也对非疾病性的疲劳起到防治的作用。

🌳 枸杞进补宜忌

枸杞全身是宝，根、叶、花、茎都有保健价值。正如人们所说："根茎与花实，收拾无弃物。"枸杞果实中富含甜素碱、胡萝卜素、核黄素、硫胺素、维生素C、烟酸、钙、铁、磷等多种营养成分，长期服用能抗癌保肝、生精益气、治虚安神、补肾养血、明目祛风、益寿延年，既是中药里的珍品，又是益身健体的食品。正如唐代著名诗人刘禹锡赋诗赞美说："上品功能甘露味，还知一勺可延年。"

鹿茸进补宜忌

鹿茸具有壮元阳、益精髓、补气血、强筋骨的功效。凡属肾阳虚所致疲乏无力、精神萎靡、肢凉怕冷、阳痿滑精、小便失禁、大便溏稀、腰背酸痛、心悸头晕、耳聋眼花、妇女宫冷不孕、小儿发育迟缓等均可用鹿茸治疗。它适于治疗精亏兼阳虚引起的一切病症。老年人、中青年及兼阴虚内热（常见咽干、五心烦热等症）者忌用。鹿茸可单独应用（如研成细粉冲服或制成鹿茸精等补剂服用），也可在其他方剂中配伍同服。现代医学研究也证明，鹿茸除能促进人体的生长发育外，还能增强人体的免疫功能，因此鹿茸作为一种中药补剂深受人们欢迎。

阿胶进补宜忌

现代药理和临床研究发现，阿胶可以促进细胞再生，临床上能发挥养血、补血、益气等多种效用，对老年久病体质虚弱者，有减轻疲劳、抗衰益寿的作用；对久病体虚，出血后出现的晕厥、便秘也有一定的作用。阿胶还能改善体内钙平衡，它除本身含有钙质外，还可以促进钙的吸收，从而改善中老年人缺钙现象。阿胶滋补作用虽然很强，但性偏滋腻，有碍脾胃运化，只适宜于胃肠吸收功能正常者服用；脾胃虚弱、食欲不振、呕吐腹泻者，则不宜服用。值得提醒的是，在患有感冒、咳嗽、腹泻等病或月经来潮时，应停服阿胶，待病愈或经停后再继续服用。另外，服用阿胶期间还须忌口，如萝卜、浓茶等。

山药进补宜忌

山药的价值，一方面在于它的营养，另一方面在于它的药用。久服山药使人耳目聪明，轻身不饥，是延年益寿、美容增须的食用佳品。现代医学研究发现，山药富含果胶，食用后能减少致癌物对肠道的刺激，对预防消化道肿瘤有益。近年又发现山药是人体干扰素的诱生剂，能增加T淋巴细胞的活性，提高网状内皮系统的吞噬能力，促进细胞免疫功能。临床实践已证明山药可用以扶正祛邪以防癌、抗癌，而且对预防消化道肿瘤和预防手术切除癌肿后复发有益。

中老年人艾灸保健宜与忌

艾灸疗法是使用艾绒制成的艾炷、艾卷，点燃后在身体相应的穴位上施行熏灸，以温热性刺激，通过经络腧穴的作用，达到治病防病的一种方法。艾灸的适用范围十分广泛，它有温阳补气、温经通络、消瘀散结、补中益气的作用。由于艾灸保健有独特的疗效，所以目前得到许多中老年人的重视，而且由于其操作使用方便，易为一般人群接受，已成为一种深受喜爱的保健方法。

间接灸疗法

间接灸是用药物将艾炷与施灸腧穴部位的皮肤隔开，进行施灸的方法。如生姜间隔灸、隔蒜灸等。

（1）隔姜灸　把鲜姜切成直径 2~3 厘米、厚 0.2~0.3 厘米的薄片，中间以针刺数孔，然后将姜片置于应灸的腧穴部位或患处，再将艾炷放在姜片上点燃施灸。当艾炷燃尽时再易炷施灸。灸完所规定的壮数，以使皮肤红润而不起疱为度。

（2）隔蒜灸　把鲜大蒜头切成厚 0.2~0.3 厘米的薄片，中间以针刺数孔，然后置于应灸腧穴或患处，然后将艾炷放在蒜片上，点燃施灸。待艾炷燃尽，易炷再灸，直至灸完规定的壮数。

艾卷灸疗法

（1）温和灸　施灸时将艾条的一端点燃，对准应灸的腧穴部位或患处，距皮肤 2~3 厘米，进行熏烤。熏烤使患者局部有温热感而无灼痛为宜，一般每处灸 5~7 分钟，至皮肤红晕为度（图1）。

（2）雀啄灸　施灸时，将艾条点燃的一端与施灸部位的皮肤之间并不固定在一定距离，而是像鸟雀啄食一样，一上一下活动地施灸，也可均匀地上、下或向左右方向移动或做反复地旋转施灸（图2）。

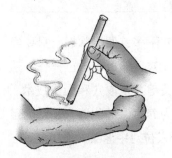
图1　温和灸

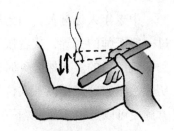
图2　雀啄灸

🌳 施灸宜忌

中老年人在施灸前一定要明白灸治的方式方法及注意事项，尤其是瘢痕灸。瘢痕灸后，局部要保持清洁，必要时要贴敷料，每天换药1次，直至结痂为止。在施灸前，要将所选穴位用温水或酒精棉球擦洗干净，灸后注意保持局部皮肤适当温度，防止受凉，以免影响疗效。中老年人在灸治过程中要注意防止艾火灼伤皮肤。如有起疱时，可用酒精消毒后，用针将水疱挑破，再涂上甲紫即可。偶有灸后身体不适者，如身热感、头昏、烦躁等，可以适当活

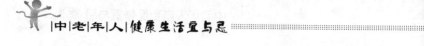
动身体，饮少量温开水，可使症状迅速缓解。另外施灸时注意安全使用火种，防止烧坏衣服、被褥等物。

中老年人艾灸宜选的穴位

中老年人保健灸，因为取穴不多，便于掌握，只要经过一般医师的指导，或者按图取穴，就可以自己操作，达到保健的目的。在保健灸时，关键在于取穴和操作技术。历代医学家曾经把以下穴位作为养生保健的要穴，认为经常施灸可以延年益寿。以下五个穴位对中老年人作用显著。

足三里

足三里穴位于膝关节髌骨下、髌骨韧带外侧凹陷中，即外膝眼直下四横指处（图3）。古今大量的针灸临床实践都证实，足三里是一个能防治多种疾病、强身健体的重要穴位，它具有调理脾胃、补中益气、通经活络、疏风化湿、扶正祛邪之功能。针灸学家也十分推崇"足三里穴"的养生保健和临床治疗作用，认为足三里不仅具有延年益寿的作用，还能够治疗腹

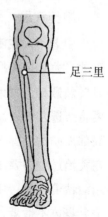

图3　足三里

痛、腹胀、食欲不振、痛经、痹症、耳鸣等多种疾病。现代医学研究也证实，艾灸刺激足三里穴，可使胃肠蠕动有力而规律，并能提高多种消化酶的活力，增进食欲，帮助消化。艾灸足三里穴能治疗消化系统的常见病，如胃十二指肠溃疡、急性胃炎、胃下垂等，其解除急性胃痛的效果尤其明显。

关 元

中医认为关元为一身之元气所在，为男性藏精、女性蓄血之处。艾灸关元对于慢性胃炎，泌尿生殖系统疾病，如前列腺炎、慢性子宫病、夜尿、遗精、早泄、阳痿、性功能减退、缩阳症、月经不调、痛经、盆腔炎、赤白带、功能性子宫出血、不孕症、子宫下垂、女性阴冷等症有较为明显的治疗与保健作用；对于全身性疾病以及其他系统疾病，如慢性腹痛、腹胀、元气不足、少气乏力、精神不振、中老年亚健康状态都有一定的治疗作用（图4）。

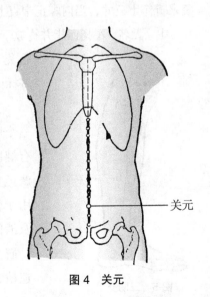

图4 关元

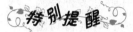

特别提醒

关元穴位于腹部之正中线上脐下三寸。使患者仰卧，由脐中至耻骨联合上缘折用五寸，在脐下三寸处取穴。用于保健灸时最好让医师给患者做好标记，以便患者施灸或家人施灸万无一失。

三阴交

三阴交在内踝尖直上约三寸处，胫骨后缘。从内踝至阴陵泉折作十三寸，当内踝正中直上三寸之处取穴，或以本人食、中、无名、小指四指并拢放于内踝尖上的指上缘处便是。

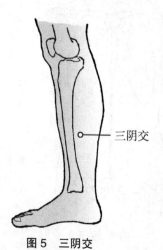

—— 三阴交

图5　三阴交

施灸者最好咨询医师，让其做好标记，以便施灸准确（图5）。

三阴交穴主治肝、脾、肾三个脏的作用。此穴属脾经，有健脾和胃化湿、疏肝益肾、调经血、主生殖之功效。临床用于保健灸，治疗泌尿、生殖及消化系疾病。对于小便不利、膀胱炎、急慢性肾炎、阳痿、遗精、月经不调、痛经、带下、经闭、功能性子宫出血、不孕症、子宫收缩无力等症效果明显。灸三阴交对消化系统、神经系统、心血管系统以及其他系统的多种疾病都有明显的治疗作用，经常施灸对中老年人有强壮保健作用。

🌳 中 脘

本穴为治疗消化系统病症常用穴，位于肚脐直上4寸，即剑突与肚脐之中点（图6）。具有健脾益气、消食和胃的功效，主治胃痛、腹胀、肠鸣、反胃、吞酸、呕吐、泄泻、痢疾、黄疸、饮食不化、失眠。现多用于胃炎、胃溃疡、胃下垂、胃痉挛、胃扩张、子宫脱垂等病症的治疗。当然中脘穴也可用发泡灸法（灸疗的另外一种方法）。该方法是用大蒜10克捣烂，油纱布2~4层包裹，敷在中脘（位于脐上正中4寸处，）穴上，待局部皮肤发红、起疱，有灼热感时去掉（一般保持2小时），洗皮肤上的蒜汁，每日一次。此法适用于各种原因引起的腹胀。

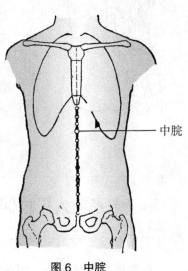

图6 中脘

命 门

命门穴为人体的长寿大穴，位于后背两肾之间，第二腰椎棘突下，与肚脐相平对的区域（图7）。命门的功能包括肾阴和肾阳两个方面的作用。中医学认为，命门之火就是人体阳气。从临床看，命门火衰的病与肾阳不足症多属一致。补命门的药物多具有补肾阳的作用。经常艾灸命门穴可强肾固本，温肾壮阳，强腰膝，固肾气，延缓人体衰老；可以疏通督脉上的气滞点，加强与任脉的联系，促进真气在任督二脉上的运行；并能治疗阳痿、遗精、脊柱强直、腰痛、肾寒阳衰、行走无力、四肢困乏、腿部浮肿、耳部疾病等症。

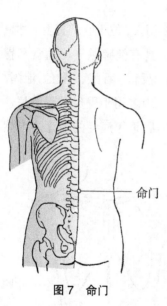

命门

图7 命门

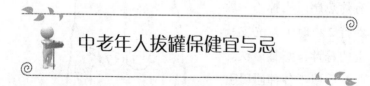

中老年人拔罐保健宜与忌

火罐养生源远流长，历史悠久，在民间尤为流行。现在常用的火罐疗法，即运用特殊的玻璃罐或陶罐、竹罐，借助热力，排除罐内空气，以使罐内形成负压，吸附在皮肤或穴位上，引起皮肤充血或瘀血的治疗方法。火罐之所以能够治疗疾病，主要是应用火罐的负压作用、温热作用和对人体的调节作用，达到保健的目的。

宜用的拔罐方法

（1）投火法　将小纸条点燃后，投入罐内，不等纸条烧完，迅速将罐罩在应拔的部位上，罩时纸条未燃的一端向下，可避免烫伤皮肤（图8）。

（2）闪火法　先用干净毛巾蘸热水将拔罐部位擦洗干净，然后用镊子镊紧棉球稍蘸酒精，火柴燃着，用闪火法，往玻璃火罐里一闪，迅速将罐子扣在皮肤上（图9）。

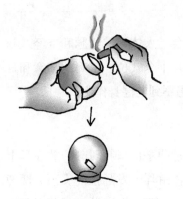

图8　投火法

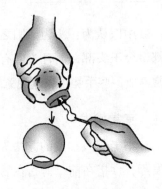

图9　闪火法

拔罐禁忌

皮肤有溃疡、水肿及大血管的部位，高热抽搐者，自发性出血和损伤性出血不止者，不宜使用拔罐法。在拔罐过程中如出现烫伤的小水疱可不必处理，任其自然吸收；如水疱较大或皮肤有破损，应先用消毒针刺破水疱，放出水液，或用注射器抽出水液，然后涂以甲紫，并以纱布包敷，保护创口。另外，拔罐时患者要处于舒适的体位；应根据不同部位选择不同口径的火罐；注意选择肌肉丰满、富有弹性、没毛发和骨骼凹凸的部位，以防掉罐；拔罐动作要做到稳、准、快。

 # 中老年人头面按摩宜与忌

中医认为：头为诸阳之会。人体十二经脉和奇经八脉都聚会于头部，而且头部有几十个穴位。正确的按摩和日常养成一些手势可以起到意想不到的健身作用。

宜常推发

中老年人推发的方法为：两手虎口相对分开放在耳上发际，食指在前，拇指在后，由耳上发际推向头顶，两虎口在头顶上会合时把发上提，反复推发10次，操作时稍用力。两掌自前额像梳头样向脑顶部按摩，至后颈时两掌手指交叉，以掌根挤压后颈，有降压的作用；也可以两手食指自印堂穴向上延眉梢左右向外按摩至两侧太阳穴，并揉摩拍击印堂、太阳穴各十几次，再按摩风池等穴各十几次，治头晕、头胀、头痛。

🌳 宜常叩击头穴

中老年人叩击头穴的方法为：双手五指分开成半屈状，用指端由前发际向后叩击，反复叩击 12 次，叩时要用力均匀并稍用力。也可用手指击百会，方法为：用右手（左手也可）五指并拢，用掌指击百会穴 36 次。击时手掌动作要半起半落，力量尽可能均匀。

🌳 宜常按摩耳部

摩耳是一种防止听力衰退和兼具养生保健功效的自我按摩方法。耳朵不仅是人体听觉器官的一个组成部分，而且与五脏六腑、十二经脉有着千丝万缕的联系。通过按摩耳部有关部位，可以起到健脑聪耳、调整脏腑功能等作用，产生防治疾病的效果。耳部按摩还可以起到清醒头脑、增强记忆、强化听力、消除疲劳的作用。需要注意的是，按摩耳部要长年坚持才能渐显功效。耳部患有急性炎症时应暂停按摩。按摩时指甲要平整光滑。按摩的方法如下所述。

（1）摩耳郭　用两手分别按摩左右耳郭，反复摩擦 1

分钟。

（2）捏耳垂　用拇指、食指捏持耳垂，反复揉搓，并同时向下牵拉，以带动整个耳郭向下延伸，牵拉的力量以不使耳根及耳郭疼痛为度。

（3）钻耳眼　两手食指分别轻插进两侧耳孔，来回转动十几次，突然猛力拔出，重复 10~20 次。

（4）揉捏耳朵　两手食指分置耳内，拇指置于耳背，揉捏整个耳朵 30 次。

（5）揪耳　每天早晨起床后，右手绕过头顶，向上拉左耳 14 次，然后左手绕过头顶，向上拉右耳 14 次。有空时一天可揪耳多次。经常揪耳朵或按摩耳朵，能够刺激全身的穴位，使得头脑清醒，心胸舒畅，有强体祛病之功效。

宜常按摩鼻部

鼻部的按摩能改善呼吸系统的功能，促进血液循环，达到通畅鼻道、增强五官功能、清醒头脑的目的。因为鼻不仅是重要的呼吸器官，而且还与口、眼、耳相通，所以古人认为只有鼻道畅通，才能进一步达到"七窍通"。一窍不通，六窍受害，因此鼻部保健不可忽视。

具体方法为：两手握拳，用大拇指第二关节骨自印堂穴的两侧向下按摩至迎香穴，并以拇指骨节轻轻按摩迎香穴，左右各 12 次。按摩鼻部可治慢性鼻炎鼻塞，预防鼻部痤疮（图 10）。

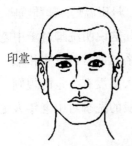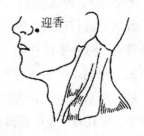

图 10　鼻部按摩穴位

宜常通畅鼻道

通畅鼻道的方法为：深深地吸一口气，然后用大拇指和食指提捏住鼻腔，逐渐用力向外出气，这时会感到不能呼出的气被压向两耳和两眼，待感到气达内耳后，突然放开手指，正常呼吸两三次后，再做下一次，共做 3 次即可。之后做相反的呼吸训练，先将体内残气呼净，再用手指捏住鼻腔，不呼不吸，之后将手指突然松开，深深地吸一口气，反复做三次。做以上训练时，一定要注意两点：第一，不要做得过分，防止憋得面红耳赤；第二，在两次间隔时间里，做两三次正常呼吸，以防止体内缺氧。

中老年人足部洗浴宜与忌

民谚有："春天洗脚，升阳固脱；夏天洗脚，暑湿可祛；秋天洗脚，肺润肠濡；冬天洗脚，丹田温灼；睡前洗脚，睡眠香甜；远行洗脚，解除疲劳。"这说明洗脚对于中老年保健有十分重要的作用。虽然脚浴与通常的洗脚相似，但不完全相同。生活中的普通洗脚大多没有一定的规则，而是随心所欲地进行。脚浴相比一般的洗脚对中老年人更为科学，更具有一定的保健作用。

脚浴方法

脚浴开始时水不宜过多，浸过脚趾即可，水温在40~50℃。浸泡一会儿后，再逐渐加水至踝关节以上，水温保持在60℃左右。同时两脚不停地活动或相互搓动，以促进水的流动。每次持续20~30分钟，以身上感到微热为上。若用冷热水交替浴脚，还可收到治疗头痛、失眠、心绞痛、鼻炎、支气管炎、脚扭伤等疾患的效果。

忌用凉水洗脚

脚是血管分支的最末梢部位，脂肪层薄，保温性差，且脚底皮肤温度是全身温度最低的部位。夏天如常用凉水洗脚，会使脚部进一步受凉遇寒，再通过神经的传导而引起全身一系列的复杂病理反应，最终可能导致多种疾病缠身。因为脚底的汗腺较为发达，夏天走路多了，出汗很多，这时如果突然用凉水洗脚，也会使正常运转的血管组织剧烈收缩，有可能导致血管舒张功能失调，诱发肢端动脉痉挛，引发一系列疾病，如红斑性肢痛、关节炎和风湿病等。所以，中老年人忌用凉水洗脚。

 解除疲劳宜用足浴

人体疲劳时，首先会出现脚部血液循环不良，代谢产物如钙盐、乳酸微晶体等物质沉积。当人体某个器官功能不正常或患病时，由于病理反射作用，使脚部的血液循环更为不良，更容易产生沉积物。

科学研究也证实人在经过某一阶段的剧烈运动后，每千克血液中平均约有 30 毫克的乳酸；用 43℃的水浸泡双脚 30 分钟后，进行采血检查，乳酸约下降 5 毫克；经过一段脚浴时间，血液中的乳酸降低 20 毫克左右，恢复到几乎不感觉疲劳时血中的乳酸水平。可见热水脚浴是消除人体疲劳的简单有效方法。

 # 中老年人足部盐浴宜与忌

足部盐浴是温水浸湿脚部皮肤后，将食盐粉末涂抹在皮肤上进行"洗浴"，而不是用盐来按摩、揉搓皮肤，让皮肤受伤。实践证明，盐浴既可以杀菌消毒，也能健美皮肤，对皮肤清洁、保湿、美白、防皱具有功效；对皮肤病、关节痛、风湿病也有一定疗效。这是因为氯化钠可刺激脚部皮肤充血，同时还可附着于皮肤表面形成保温膜，促进血液循环。

另外盐浴还可以松解关节周围软组织，对治疗慢性关节炎有效。

 ## 宜注意水温

足部盐浴时水温控制特别重要，因为足部盐浴是通过水中所含的化学物质，在特定的物理条件下对人体发挥治疗作用。水温 28~37℃是盐浴的最佳温度，浴盐中含有丰富的二氧化碳、铁、铜、锰、氯化物等，可对人体产生生物化学反应而发挥特定作用。

 ## 足部盐浴的方法

足部盐浴最简单的方法是把脚放进加入海盐的温水里浸泡几分钟，然后用手轻轻地按摩脚底、脚趾缝。还要用盐粉末揉搓脚后跟，因为人的脚后跟容易角质化，非常粗糙，用盐粉末上、下揉搓能去掉角质层，使脚后跟的皮肤光滑润泽。需要指出的是，用于盐浴的盐是极细呈粉末状的食盐。

 ## 足部盐浴禁忌

足部盐浴时应该防止盐水进入口、眼、鼻内；患有某些疾病的中老年人要慎重，如患有严重高血压、心功能失代偿的心脏病、脑中风急性期患者等不适合脚部盐浴；切忌空腹或醉酒时盐浴；盐浴过程中出现全身皮疹、呕吐等不良反应要停止浸浴；足部盐浴后要及时补充水分并适量进食。

中老年人足部药浴宜与忌

　　足部药浴属于传统医学疗法中的外治法之一，它是将水和药液盛于器械内，浸泡脚部，利用水温本身对足部皮肤、经络、穴位的刺激和药物的透皮吸收，达到治疗疾病、养生保健的目的。它不同于一般的足部洗浴、温泉浴，而是按照传统医学辨证施治的原则，根据不同的疾病，加入不同的药物进行治疗。因药物不经胃肠破坏，直接经皮肤渗透而进入血液，故较之内服药具有舒适、无毒副作用的优点，也不会过量增加肝肾负担。中药足浴作为传统医学养生保健项目之一，具有广泛的适用性，已日益被人们所认识。

足部中药浴的机制

　　中药浴足是一种良性刺激。它直接针对足部反射区进行热透作用，因而简便易行，经济实惠。中药浴足适合于每个家庭和各种年龄阶段的人，每晚临睡前进行中药热浴双足20分钟，能很好地改善睡眠，使人保持充沛的精力。中药浴足能将治病和保健融为一体。当用药物浴足来治疗某种疾病时，除特定的反射区接受热透作用和药物作用外，其他反射区也接受了这两种作用，因而相应的脏腑也就得到了保健。所以足部药浴法是"治病于现在，防病于未然"的好方法。

 应注意水温

足部药浴水温并非越烫越好。过烫的水除了可能会导致烫伤外，还会导致全身血管过度扩张，引发一些重要器官（大脑、心脏）的缺血。另外，身体从热水中获得过多的热量需要通过大量出汗散发，可能引起虚脱。因此水温以适中为宜。

 应注意时机

中老年人饭前、饭后 30 分钟不宜足浴。足浴时，足部血管扩张，血容量增加。饭前足浴可能抑制胃液分泌，对消化不利；饭后立即足浴，可造成胃肠的血容量减少，影响消化。

 足浴中及足浴后应注意的事宜

中老年人在足浴、按摩过程中及其后半小时内应饮用温开水 300~500 毫升，以补充沐足期间因出汗丢失的水分。对于中老年高血压病患者、皮肤感觉迟钝的患者及中风后遗症患者，应有专人护理，防止损伤皮肤和发生意外。如果足浴中使用的药物引起了皮肤过敏，应该立即停止足浴，必要时可以到医院进行治疗。

特别提醒

各种疾病的急性期、活动期，严重心力衰竭，心肌梗死，低血压，皮肤破损或皮肤感染，有出血倾向或血液病，都应禁止足部药浴。老年人在用药液洗足时，洗足所加的热水，以浸入患者双足踝部为宜，不宜过多；足部药浴以后，要用干毛巾擦干，并注意避风。

中老年人足部药浴处方

足部药浴治病的领域非常广泛，特别适合于亚健康人群和一些慢性病的康复治疗。如消化系统疾病包括慢性胃炎、胃下垂、胃十二指肠溃疡、胃功能紊乱、过敏性结肠炎、慢性胆囊炎、慢性肝炎等；神经性和骨关节疾病包括自主神经功能紊乱、坐骨神经痛、多发性神经炎、颈椎病、腰肌劳损、腰椎间盘突出症等；皮肤类疾病包括银屑病、慢性湿疹、神经性皮炎、脂溢性皮炎、皮肤瘙痒、斑秃、冻疮、荨麻疹、红斑症、白癜风、鱼鳞病、硬皮病等；慢性支气管哮喘、糖尿病、肥胖症、盆腔炎、月经不调、风湿、类风湿关节炎、肩周炎、脑血管意外后遗症的康复等，均有良好的效果。现介绍几种常见病的浴足处方，以供选用。

高血压病

【配料】钩藤 20 克。

【制法】取钩藤 20 克，切碎，加少量冰片，用布包好。

【用法】每天晨起与睡前将布包放入盆内，加温水浴脚。每次 30 分钟，可不断加热水来保持水温，10 天 1 疗程。

【功效】主治肝阳上亢，头晕头痛。善治肝火内盛，目赤肿痛。此外，近年又常用于肝热阳亢型高血压。

冠心病

【配料】芥末 200~500 克。

【制法】芥末以少量水调成糊状，直至出现芥子油气味，混入水中足浴。

【用法】每天一次。

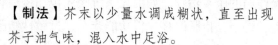
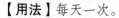

【功效】活血通络。适用于冠心病心悸、心绞痛。

【配料】贯众叶100克，荆芥、苏叶、防风各30克，薄荷20克。

【制法】水煎取汁。

【用法】混入水中足浴。

【功效】发汗解表。

【配料】鱼腥草150克，细辛100克，麻黄50克。

【制法】水煎后取汁。

【用法】足浴。

【功效】清热化痰，宣肺理气。适用于痰热咳嗽。

【配料】寻骨风、透骨草、白毛藤各30克，独活15克，乳香、没药各10克，老鹳草、黄蒿各20克。

【制法】上述药物煎水取汁，另外加入热水中。

【用法】趁热洗双足，1日2次。10天后开始减轻，连续泡1~2个月，可望治愈。

【功效】治筋骨的风湿疼痛挛缩，寒湿脚气，足跟痛等。

【配料】苏木30克，桃仁、血竭各12克，红花、乳香、没药各10克，自然铜20克。

【制法】水煎滤液。

【用法】趁热洗足，1日2次。

【功效】活血，化瘀，止痛。主要用于足部跌打损伤。

【配料】磁石30克，菊花、黄芩、夜交藤各15克。

【制法】水煎2次，去渣取液足浴。

【用法】每晚1次。

【功效】清热镇惊，和胃安神。

【配料】鸡血藤150克，苏木、川断、狗脊、独活、羌活各100克，乌蛇、血竭、儿茶各60克，红花30克，当归、制乳香、制没药各20克。

【制法】水煎后取汁。

【用法】足浴及熏洗患处，7日1次，15~30日为1疗程。

【功效】活血通络。

中老年人足底按摩宜与忌

　　足部承担者身体的全部重量，与全身脏腑经络关系密切，故有人称足是人类的"第二心脏"。有人观察到足与人整体的关系类似于胎儿平卧在足掌面。头部向着足跟，臀部朝着足趾，脏腑分布在跖面中部。根据以上原理和规律，刺激足穴可以调整人体全身功能，治疗脏腑病变。人体解剖学也表明，脚上的血管和神经比其他一些部位多，无数的神经末梢与头、手、身体内部各组织器官有着特殊的联系。所以，重视足部按摩就能治疗许多疾病。

宜常搓足心

　　古人称搓足心为擦涌泉。涌泉是前足心的穴位（在脚底前1/3处）。中医认为常擦足心能固肾暖足，具有滋肾水、降虚火、镇静安神等作用，可防治眩晕、耳鸣、足部酸痛、麻木浮肿及下肢挛痛等症。具体做法是：先泡洗双脚，再用右手握住右脚趾，用左手摩擦右脚的涌泉及附近的足心，直到足心发热为止。再将足趾略略转动，然后放开双脚向上、向后尽量翘起足趾，再收缩足趾，像这样反复翘、按摩数10次。右脚做过之后，换做左脚，方法如前。

宜用卵石摩脚

运用卵石摩脚，来刺激其皮肤神经末梢感受器，通过中枢神经起到调节内脏器官的作用，达到促进血液循环，加速新陈代谢，预防和治疗疾病的目的。脚踩鹅卵石对Ⅰ、Ⅱ期高血压病患者有益，患者可赤脚在凹凸不平的鹅卵石小径踩踏或小步跑；亦可用布袋装上小半袋鹅卵石，平放在地上赤脚在上面来回不停地踩踏，或者用挑选过的鹅卵石，固定在 0.5 平方米的湿水泥上，制成鹅卵石水泥板，赤脚在上面有节奏地踩踏。踩踏鹅卵石的时间安排在早晚进行，每次 15 分钟左右。

踩卵石路忌过久

张大妈院前有条鹅卵石铺就的小路，大家都喜欢脱去鞋子，光着脚在路面上来回行走，以通过刺激足底穴位通经活络。张大妈也想缓解自己的膝关节疼痛，就每天早晚都走上半小时。结果几个月下来，膝关节疼痛减轻了，但张大妈认为运动量还不够，又特地多走了半个小时，结果到了第二天膝关节又肿又痛，不得不去看医生。医生告诫张大妈说：老年人一般都有不同程度的骨关节退行性病变和骨质疏松，如果在高低不平的卵石路上走得时间太久，反而会加剧磨损，造成膝关节肿胀和疼痛，造成这种问题的原因正是因为赤脚走卵石路时间过长所致。因此中老年人走卵石路健身的时间应是早晚各 15 分钟左右为宜。

宜赤脚搓圆木

　　赤脚走"卵石路"，让凸凹不平的路面按摩足底部，对解除病痛和健身很有益处。但有的人没有条件怎么办呢？办法是坐在室内的椅子上，让赤裸的脚板踩在一段圆木或一段竹筒上，反复地搓动，其所起的健身作用比起踩卵石效果更佳。因为赤脚频频搓动圆木时，脚底受到刺激，就会将"硬结"在脚底的淤滞物碾碎驱散，使之进入血液，经肝胆肠或肾脏膀胱排出。脚底的淤滞物被碾碎驱散，人体气血畅通，血液循环好了，器官就能得到丰富的营养，并且能排除掉废物和毒素。这样就有利于养生和疾病的康复。